Mon bébé mange bio

Avenue de l'Armée, 29 - B-1040 Bruxelles
www.soliflor.be

Aude Lafait

Mon bébé mange bio

L'alimentation saine de 0 à 3 ans

Illustrations

José Reis de Matos

SOLIFLOR

À Méline et sa mamy nomade

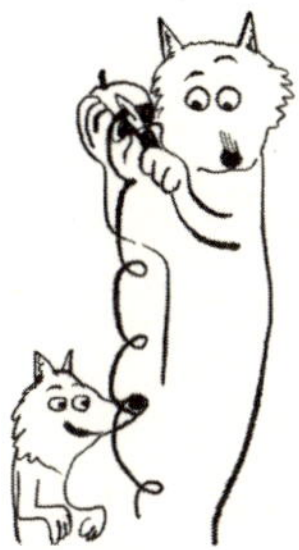

Préface

Cet essai alimentaire de Aude Lafait nous amène dans un monde où les enfants, dès leur conception, pourraient grandir en bonne santé avec moins d'angoisse pour le présent et le futur. Les mamans, quelles que soient leur race et culture, ressentent toutes ce besoin essentiel de bien nourrir leur enfant dès le début de la vie. Mais le lien fort entre l'alimentation et une bonne immunité reste tabou pour une majorité de parents. Pourtant il est réel : il suffit de prendre conscience que mieux se nourrir nous protège et dès lors de modifier progressivement nos habitudes nutritionnelles.

La génétique mais aussi l'environnement interagissent pour permettre un fonctionnement optimal de nos cellules. C'est l'environnement qui nous apporte des micronutriments – glucose, acides aminés, acides gras essentiels, minéraux... – avec ou sans toxiques selon le type d'agriculture. Les choix alimentaires, le type de cuisson et de conservation des aliments sont indispensables pour une assimilation des micronutriments dont nos cellules ont besoin pour fonctionner de façon optimale.

Il est vrai que bien se nourrir, en mangeant « bio », est difficile pour les femmes modernes que nous sommes. En tant que mère et médecin, je suis consciente de cette difficulté à modifier les habitudes alimentaires. Cependant, on peut commencer par choisir les aliments non modifiés et manger le plus frais possible.

Préface

Que ce livre soit une source d'inspiration pour chaque lecteur ou lectrice s'occupant d'enfants et de leur avenir. Merci à notre chère maman de nous rappeller que tout est possible, même quand on a l'impression que ce n'est pas le cas.

Docteur Lucie Wetchoko
Médecin généraliste spécialisée en micronutrition
Coach nutritionnel

Introduction

Il était une fois une maman. Mais aussi une fille de naturopathe, une passionnée de cuisine, une obsédée de la santé par les aliments, une fêlée de saveurs… qui rêvait d'un potager bio au fond de son jardin !

J'ai grandi dans une famille où la nourriture saine avait une très grande place et où l'on prenait plaisir à manger. Alors, quand je suis devenue mère d'une petite fille prénommée Méline, je me suis demandé comment j'allais la nourrir le plus naturellement possible. Pendant la grossesse et l'allaitement, j'étais consciente d'une chose : ce que je mangeais, ma fille le mangeait aussi. J'ai donc commencé à créer mes recettes, pour moi d'abord, et pour en faire profiter Méline ensuite.

J'ai eu le bonheur d'allaiter ma fille pendant un an. Nous vivions alors en Tanzanie et il me fallait cuisiner avec les produits que je trouvais sur place et que je ne connaissais pas toujours. Quelle aventure! Cette expérience a influencé ma façon de vivre la cuisine saine, j'ai découvert certains légumes anciens et j'ai appris à faire moi-même mes yaourts, mon pain, mes jus de fruits…

Je n'avais vraiment pas envie que Méline commence ses premiers repas par des plats tout prêts, bourrés de conservateurs, additionnés de crème (donc de lactose), de gluten ou de sel. Je désirais lui « offrir » une entrée dans le monde de la nourriture avec des saveurs nature et vraies, qu'elle apprendrait à reconnaître et à apprécier peu à peu.

La démarche n'est pas facile parce que, lorsqu'on prend conseil auprès de la plupart des pédiatres, ceux-ci vous vantent encore et seulement les bienfaits du lait de vache et de ses dérivés (pourtant mal assimilés par le corps humain). Mais il n'y a pas que ça! Ayant moi-

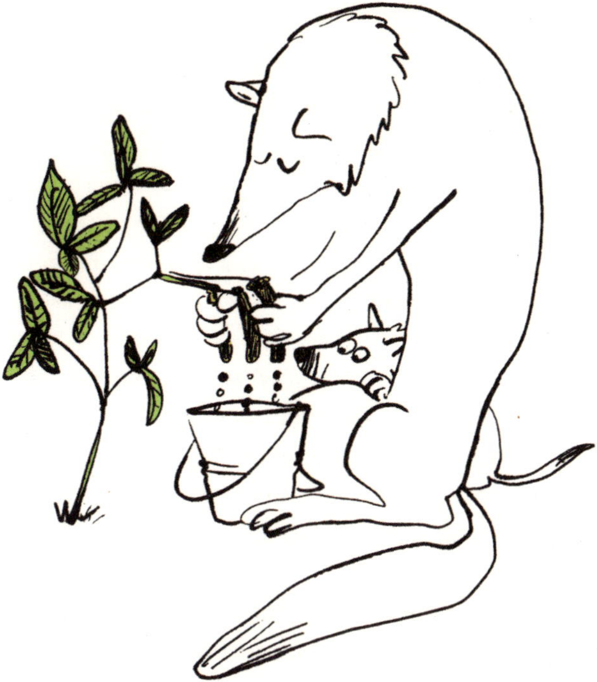

... j'ai toujours fait la cuisine avec des laits végétaux

même toujours fait la cuisine avec des laits végétaux (soja, riz, amande, avoine...), je me suis beaucoup renseignée pour savoir ce dont le bébé avait besoin en termes de vitamines, minéraux, protéines, etc. et où je pouvais le trouver. Ce sont toutes ces questions, ces recherches et le peu de livres disponibles sur le marché qui m'ont amenée à vouloir partager mes expériences et mes petits trucs de mère en créant un livre de recettes.

Ma fille a deux ans et est très rarement malade. Je suis tout à fait persuadée que sa bonne santé est en grande partie due à son alimentation… on est ce qu'on mange ! Elle se délecte aussi des petits plats que mon compagnon et moi lui préparons et est curieuse de goûter de nouveaux aliments. Bien sûr, parfois, elle fait la tête devant les légumes, c'est pour ça que j'ai concocté quelques recettes « légumes cachés » qu'elle a fini par adorer.

Savez-vous par exemple qu'on trouve beaucoup de calcium dans le persil et les figues séchées ? Que l'avocat constitue une mine d'or de minéraux et d'oligo-éléments ? Que la boisson de châtaigne très nutritive et reminéralisante a un goût de chocolat et délecte les papilles en biberon au petit déjeuner ?

C'est le fruit de mon expérience que je souhaite partager avec vous dans ce livre. À travers mes recettes, mais aussi mes petites astuces et les aliments que je sais indispensables à la bonne croissance de mon enfant.

Bonne lecture et joyeuse cuisine !

Aude Lafait

Mes « essentiels »

Les besoins de Méline

Les protéines

Inutile de rappeler combien les protides, plus largement appelés protéines, sont indispensables à l'organisme et donc au bon développement de l'enfant. Voici une liste d'aliments dont on ne soupçonne pas toujours l'apport riche en protéines (si on les compare à la viande, aux œufs et au poisson bien souvent évoqués).

Pour rappel, un enfant a besoin, en moyenne et par jour, de :

- *0 à 6 mois* : 6 à 12 g • *1 an* : 14 à 16 g • *2 ans* : 15 à 21 g

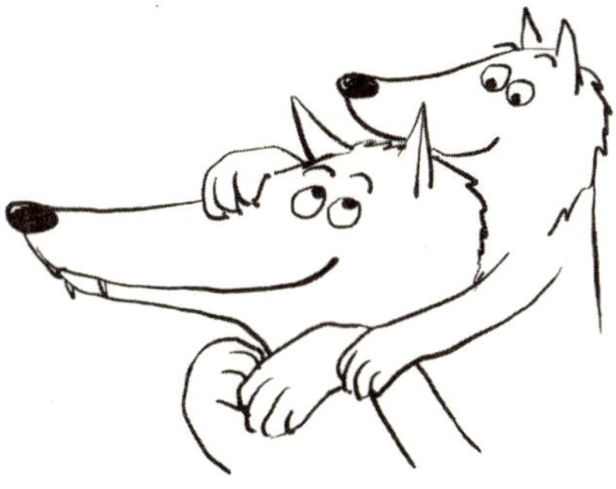

Où trouver des protides ? (en g pour 100 g)

• Soja	40
• Graines de courge	35
• Fromage de chèvre	32
• Gruyère	30
• Graines de tournesol	28
• Lentilles	25
• Seitan	25
• Poulet	21
• Amandes	20
• Haricots blancs	20
• Pois chiches	18
• Morue	16
• Œufs	13
• Algues	12
• Tofu	11
• Orties	9
• Figues	4
• Lait de vache	3

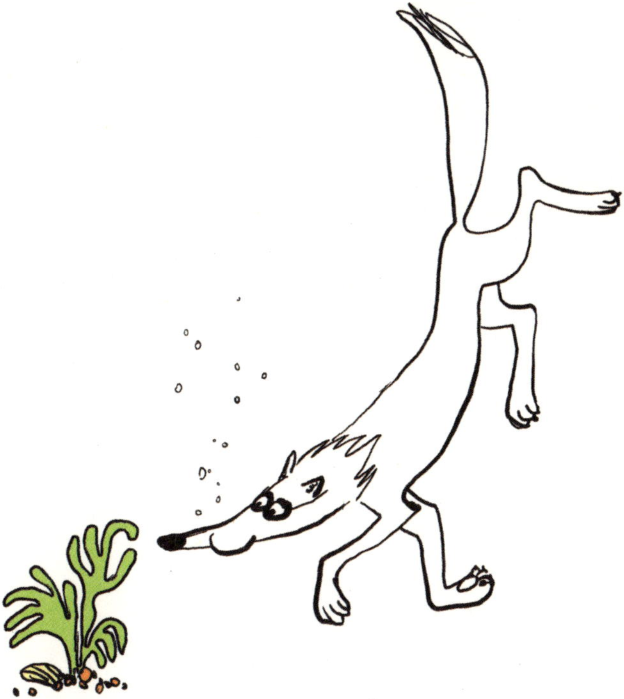

... on trouve des protides aussi dans les algues ...

Les glucides

Il faut autant que possible éviter le sucre blanc, très agressif pour le métabolisme et extrêmement pauvre en vitamines et minéraux. La plupart des goûters pour les enfants contiennent en général beaucoup trop de glucides. Pour calmer les petites envies sucrées de ma fille, je lui donne plutôt des fruits secs ou des biscuits à base de miel ou de sirop d'érable.

Pour rappel, un enfant a besoin, en moyenne et par jour, de:
• *0 à 6 mois*: 15 à 50 g • *1 an*: 45 à 105 g • *2 ans*: 60 à 140 g

Où trouver des sucres ailleurs que dans le sucre industriel?
(en g pour 100 g)

- Sucre roux 96
- Sarrasin 75
- Miel 75
- Raisins blancs 70
- Abricots secs/figues séchées 60
- Lentilles 60
- Chataîgnes 35
- Bananes 30
- Pommes de terre 20
- Fruits frais 10

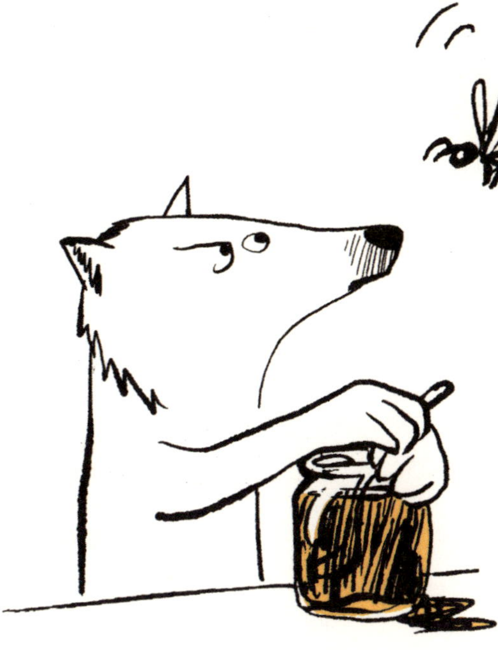

Il faut autant que possible éviter le sucre blanc...

Les lipides

Pour résumer grossièrement, on distingue les acides gras saturés (surtout viandes, laitages, œufs) des insaturés (polyinsaturés et monoinsaturés : surtout poissons, huiles, oléagineux). Le corps aurait besoin de 10 % seulement de gras saturés.

Pour rappel, un enfant a besoin, en moyenne et par jour, de :
• *0 à 6 mois* : 5 à 10 g • *1 an* : 14 à 21 g • *2 ans* : 18 à 21 g

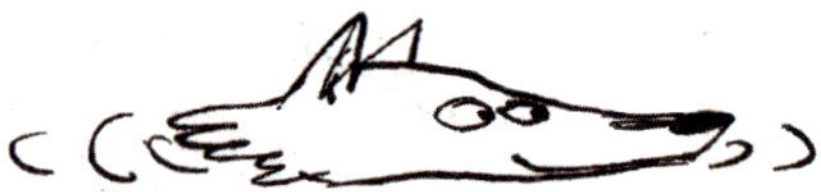

Voici quelques exemples d'aliments contenant essentiellement des acides gras insaturés (en g pour 100 g).

- huiles végétales 100
- pignons 61
- noisettes 60
- noix 60
- amandes 54
- olives 21
- thon 21
- avocats 20
- soja 18
- saumon 13

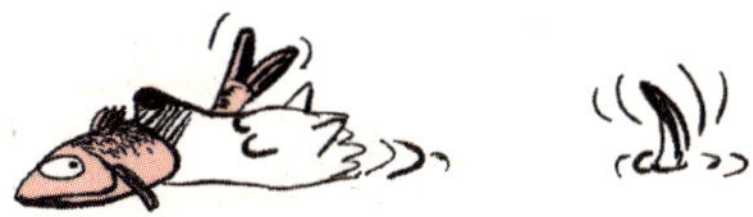

... regarde, j'ai Trouvé des acides gras insaturés !

Dans ma pratique : depuis que Méline a six mois, j'arrose ses légumes au minimum une fois par jour d'une bonne cuillère à soupe d'huile vierge. Il est important de les varier (afin de profiter de leurs différentes propriétés) : colza, olive, tournesol, germe de blé, sésame, noisette… et de les choisir de première pression à froid, non raffinées et de culture biologique de préférence.

Les minéraux (sels minéraux et oligo-éléments)

Les minéraux entrent dans la composition intime de tous les tissus du corps. Ils se trouvent en quantités considérables dans certaines structures telles que les os, les dents, les ongles et, pour une moindre part, dans les muscles et le sang.

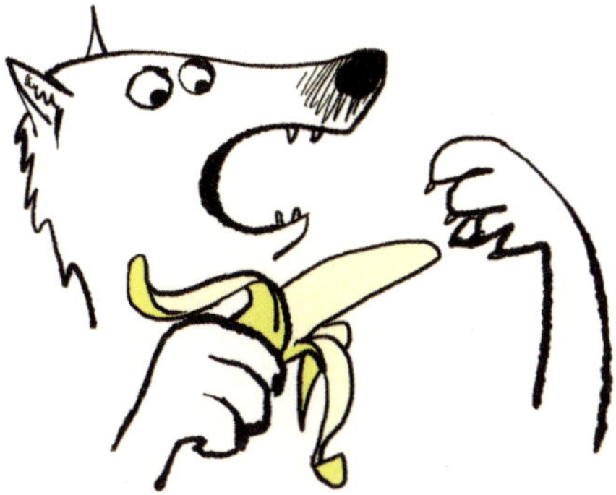

Certains minéraux sont en quantité forte ou assez forte : le chlore, l'iode, le soufre, le fluor, le sodium, le potassium, le calcium, le magnésium et le fer. D'autres minéraux n'existent qu'en quantité faible ou infime. On les appelle oligo-éléments (le zinc, le cuivre, le manganèse, le sélénium, le silicium, le cobalt). Malgré leur faible dosage, les oligo-éléments sont indispensables au bon fonctionnement de l'organisme.

Les minéraux	*Où les trouver ?*
Sodium	*avocats - céréales - céleris - sel marin - choux - épinards - fruits - noisettes - raisins - radis - algues - cornichons - fromages - œufs de poisson*
Potassium	*abricots - bananes - kiwis - artichauts - avocats - cerises - châtaignes - citrons - dattes ~ figues - pamplemousses - pommes - pollen - raisins - tofu - pommes de terre - graines germées - champignons - levure*
Calcium	*algues - graines germées - amandes - avoine - artichauts - avocats - blé - carottes - céleris - épinards - lait de vache et de soja - fromages - brocolis - choux verts - noisettes - noix - oranges - tofu - tournesol - tempeh - sardines avec arêtes*

Mes essentiels

Phosphore	*ail - amandes - algues - avoine - blé - carottes - germes de blé - haricots - lentilles - sarrasin - maïs - noisettes - noix - oignons - pollen - orge - seigle - lait de soja - tomates - levure de bière*
Magnésium	*céréales - orties - amandes - tofu - sel marin - lait de soja - haricots secs - tempeh - pollen - betteraves - noisettes - noix - lentilles - pois cassés - légumes verts - algues - graines germées*
Fer	*orties - algues - asperges - blé - carottes - céréales complètes - flocons d'avoine - millet - petits pois - amandes - dattes - cresson - châtaignes - poires - pommes - sésame - tofu - gruyère - jaunes d'œufs - mangues*
Iode	*algues - ail - ananas - artichauts - carottes - blé - citrons - pommes - poireaux - tomates - pommes de terre - poissons de mer - fruits de mer - sel marin - sérum de Quinton - oignons - haricots verts - champignons - fraises - pommes - poires - oranges - seigle - radis rouges*
Zinc	*pêches - oranges - orge - tomates - betteraves - épinards - carottes - champignons - choux - blé - algues - graines de courge - huîtres - jaunes d'œufs - pommes de terre - céréales complètes*
Fluor	*amandes - sucre complet - persil - asperges - avoine - blé - millet - épinards - noisettes - sel marin - carottes - orge - tomates - cresson - poissons - choux*

Brome	*abricots - asperges - artichauts - melons - tomates - radis - fraises - framboises - groseilles - topinambours - mandarines - céleris-raves - choux - carottes - algues - ail - abricots - oignons - figues - levure - poireaux - radis - rhubarbe*
Arsenic (Minéral)	*céréales complètes - abricots - blé germé - carottes - laitue - pommes - poires - salade - céleris - poissons et crustacés*
Cobalt	*abricots - carottes - fruits de mer - céréales complètes et légumineuses - jaunes d'œufs - poissons - choux - champignons - cerises - poires - sarrasin - raisins - prunes - figues - épinards*
Cuivre	*algues - amandes - huîtres - crustacés - céréales complètes - légumineuses levure - cresson - noisettes - poissons - légumes feuilles - légumes secs champignons - tofu - carottes - asperges - dattes - noix - oignons - poireaux*
Manganèse	*algues - céréales complètes - légumineuses - noix - noisettes - graines germées - amandes - châtaignes - sardines - pois - jaunes d'œufs - levure - pruneaux - raisins secs - sésame - abricots - blé - carottes - cresson - épinards - pissenlit - poires - sésame - tofu - pommes de terre - prunes - tomates*

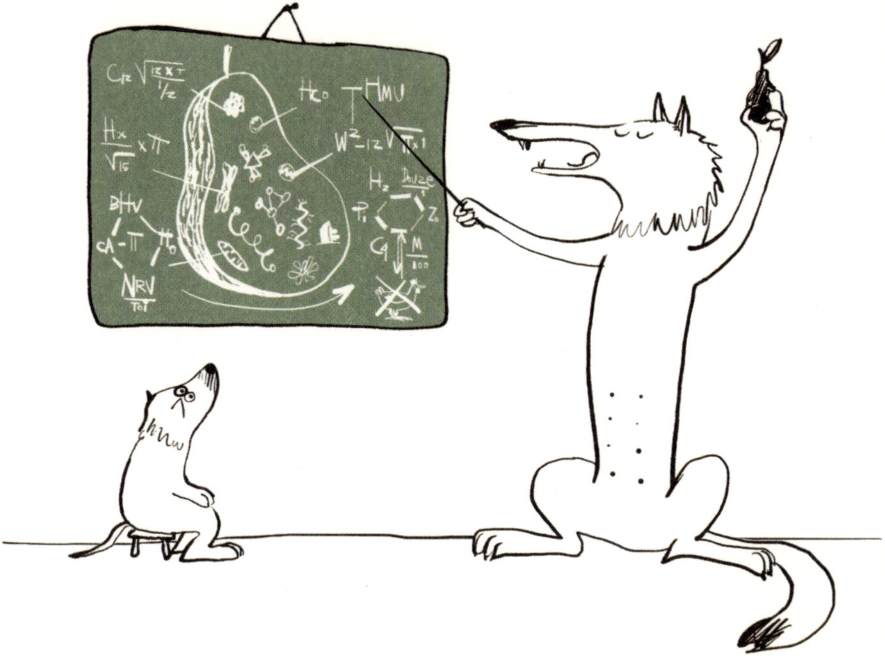

… les minéraux sont indispensables au bon fonctionnement de l'organisme

Nickel (minéral)	*chanterelles - choux - épinards - carottes - laitue - sarrasin - poires - seigle - riz - prunes - abricots - cerises - blé - oignons - oranges - cresson - tomates - raisins - dattes - levure - noisettes - pain complet - sésame crustacés - persil - figues*
Silice	*avocats - céleris - céréales complètes - légumineuses - millet - orties - prêle - oignons - ail - échalotes - enveloppe des fruits - fèves de soja - graines germées - pruneaux - épinards - noisettes - raisins - radis*
Soufre	*ail - avocats - amandes - céréales complètes - cresson - germes de blé - oignons - pommes de terre - noix - pois - haricots secs - noisettes - radis noirs - pollen - jaunes d'œufs - soja*
Chlore	*huîtres - gruyère - dattes - céleris - œufs entiers - farine de maïs - bananes - poissons - algues - épinards - laitue - fruits oléagineux - choux-fleurs - germes de blé - céréales complètes - légumineuses*

Les vitamines

On distingue deux sortes de vitamines :

- les vitamines liposolubles, solubles dans les corps gras : vitamines A, D, E, F, K
- les vitamines hydrosolubles, solubles dans l'eau : vitamines du groupe B, C et P. Elles sont éliminées facilement (urines, transpiration) et peu stockées ; il importe donc d'en manger quotidiennement.

Vitamines liposolubles	Où les trouver ?
Vit A	*abricots - amandes - avocats - beurre - mangues - jaunes d'œufs - fromages - lait animal - blé germé - carottes - cerises - algues rouges (nori) - oranges*
Vit. D	*lait animal - œufs - poissons - champignons - huiles de poisson - beurre - amandes - blé - noisettes - noix - pain complet*
Vit. E	*jaunes d'œufs - céréales complètes - huiles de germe de blé et de maïs - salade verte - persil - épinards - pois - olives noires - de soja - de tournesol - huile de foie de morue - légumineuses - soja - noix - spiruline - oignons - mangues*

Vit. F	*huiles de première pression à froid : de soja, noix, sésame, tournesol, carthame, de germe de blé, de foie de morue, de flétan - poisson - fruits oléagineux - blé germé - pignon de pin - fenouil - graine de lin*
Vit. K	*légumes verts - lait animal - produits laitiers - œufs - épinards frais - tomates - pois frais - pommes de terre - fraises - choux - abricots - tomates*
Vit. B1	*poissons - céréales complètes - graines germées - légumineuses - pommes de terre - levure de bière - noix - arachide - lait animal - lait de soja - miel - noisettes - raisins - tomates - algues - châtaignes*
Vit. B2	*algues - bananes - céréales complètes - fromages - lait animal - miel - œufs - tempeh - tofu - olives - riz complet - soja - son - pollen - poires - gelée royale*
Vit. B6	*œufs - céréales complètes - germe de blé - poissons - légumes - pommes de terre - bananes - mélasse - soja - maïs - levure de bière*
Vit. B12	*algues - graines germées - levure - tempeh - poissons - œufs - lait animal - fromages*
Vit. B9 ou Acide folique	*germe de blé - soja - tomates - épinards - concombres - oranges - raisins - levure de bière - choux - bananes - tomates - haricots - céréales complètes*

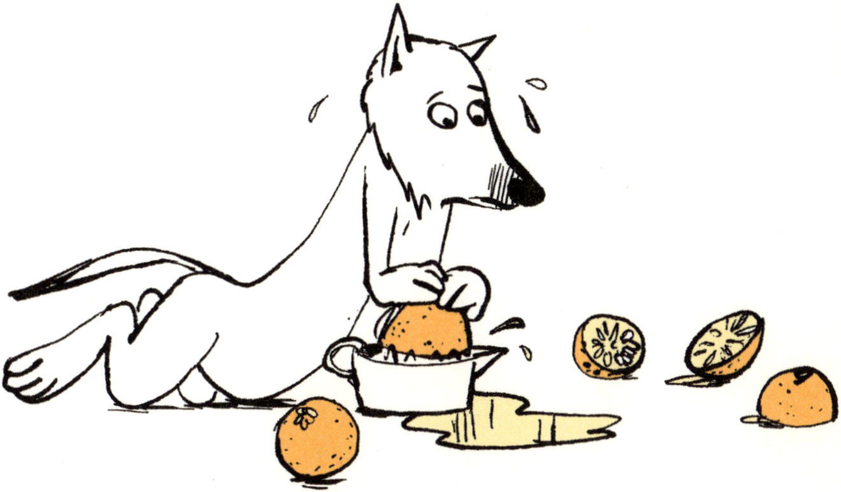

… avec la transpiration s'éliminent les vitamines B, C et P

Vit. B5	*champignons - poissons - lait animal - céréales complètes - petits pois - gelée royale - levure de bière*
Vit. B8	*soja - jaunes d'œufs - noix - flocons d'avoine - épinards - champignons - lentilles - levure de bière - choux-fleurs - arachides - pois secs*
Vit. C	*agrumes - mangues - légumes verts - choux - tomates - pommes de terre - baies de goji*
Vit. PP	*levure de bière - gelée royale - champignons - céréales complètes - légumineuses - citrons - épinards - fromages - germe de blé - tomates - lait animal - haricots verts*

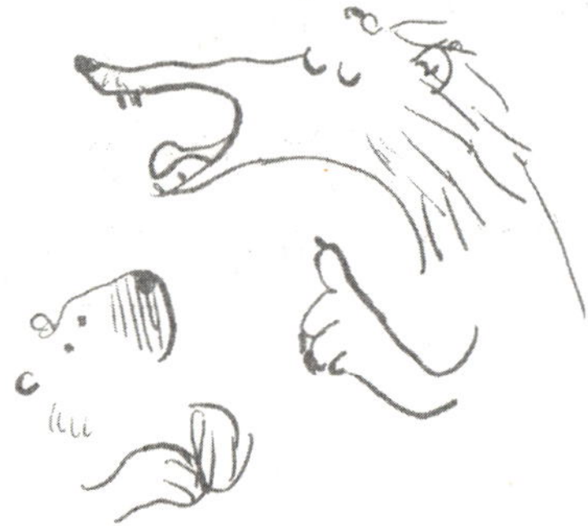

Pour conclure je fais attention, chaque jour, à ce que Méline ait une alimentation saine et équilibrée et qu'elle mange :

- du lait végétal, en alternance : quinoa, amande, noisette, riz, avoine, châtaigne…
- au moins deux différentes céréales complètes (sans gluten de préférence, car le gluten on en trouve partout dès qu'on mange dehors ou qu'on achète un biscuit ou une viennoiserie) : millet, quinoa, sarrasin, riz, avoine (très peu de gluten)…
- des légumes frais (si possible cuits et crus)
- des fruits frais (certains jours d'hiver où l'offre est pauvre, j'essaie de compenser avec des fruits secs ou des jus de fruits bio)
- une légumineuse ou bien un œuf, du tofu, du seitan, du poisson ou encore de la viande blanche (mais j'opte plutôt pour le moins de viande possible)
- une à deux cuillères de crème de fruits oléagineux, j'alterne entre amande, noisette et sésame
- une cuillère ou deux de bonne huile végétale non raffinée et bio sur les salades, dans les céréales, dans les jus de fruits, et éventuellement un « pschitt » d'huile de foie de morue (se trouve sous forme de flacon dans les magasins bio), qui n'a pas très bon

goût mais qui est accepté par les petits comme un médicament, il se met sur la langue et s'avale vite

- un peu de levure alimentaire et de gomasio (saupoudrés sur les légumes ou les crudités), parfois aussi un peu d'algues en poudre (mais cela donne un goût assez prononcé qui ne va pas avec tout)
- un peu de châtaigne (en boisson instantanée dans le biberon ou en flocons toastés cuits dans le petit déjeuner)
- de l'eau pure et de source de préférence
- un jus de fruits frais maison.

Mes aliments de base

J'ai vécu dans de nombreux pays, principalement sur le continent africain et européen et, partout où j'ai habité, j'ai toujours cherché des aliments sains et locaux. Il faut bien sûr un peu de volontarisme pour trouver les bons lieux et les bonnes personnes pour dégotter les bons aliments. Mais dans les grandes villes nous sommes de mieux en mieux servis. Profitons-en !

Alors… moi, j'ai toujours sous la main :

- **Laits végétaux** : riz, avoine, soja, amande, quinoa, noisette…
  Je les choisis de préférence bio (au moins sans OGM) et avec du calcium (à base d'algues si possible). Pensez toujours à bien regarder les ingrédients, un petit réflexe à prendre afin de savoir ce que contiennent réellement les aliments.

- **Huiles** : colza, olive, germe de blé, noisette, sésame, tournesol, soja, carthame, noix, pépin de courge, amande douce.
  Elles doivent être de première pression à froid. Toujours penser à alterner les huiles, elles contiennent chacune différentes

vitamines (A, D, E, F, K). Elles doivent se consommer non cuites et non chauffées, sauf l'huile d'olive et de pépin de raisin qui peuvent être chauffées (mais jamais au-delà de 210 °C).

- **Farines** : châtaignes, riz, amarante, quinoa, blé, sarrasin…
  Je les choisis complètes et bio afin que toutes leurs propriétés soient conservées. Là aussi j'essaye d'alterner. Dans les recettes que je propose, essayez vous-même de temps en temps de changer de céréales.

- **Flocons de céréales et « crèmes » de céréales** (les « crèmes » sont des farines précuites que l'on trouve en poudre) : quinoa, riz, avoine, maïs (polenta), sarrasin, amarante…

- **Légumineuses** : lentilles corail, vertes ou brunes, azukis, pois chiches, haricots rouges…
  Quand j'ai le temps, je les fais tremper avant la cuisson afin de les rendre plus digestes.

- **Produits laitiers** : je privilégie les fromages et les yaourts de brebis et de chèvre plus digestes que ceux de vache (les protéines du lait de vache sont très difficiles à assimiler), de préférence frais mais aussi un peu de gruyère et de comté (lait de vache) que Méline adore.

- **Fruits secs** : figue, abricot, raisin, datte, canneberge, pomme, mangue, ananas, baie de goji (petite baie chinoise très riche en vitamines)…
  Ils sont délicieux et une bonne solution pour les petites envies sucrées !

- **Fruits oléagineux** (en graines ou en crèmes) : sésame (sous forme de Tahin : graines de sésame écrasées à froid et formant une pâte), noisette, amande, graines de tournesol, graines de courge… À utiliser de préférence broyées pour les tout-petits (et progressivement entières pour les plus grands) sur les salades, les céréales, dans les gratins. Aussi sous forme de graines germées.

- **Châtaignes** : fraîches en fruit, en farine, en flocons toastés, en purée ; préparées en boisson instantanée…
  Un produit miracle au goût délicieux que Méline a tout de suite adopté ! Je l'utilise en fruit tel quel pour accompagner des plats salés ou bien en boisson instantanée dans le biberon

(en remplacement du lait animal), en flocons toastés dans sa crème de céréales du petit déjeuner, sous forme de petits gâteaux avec un peu de chocolat…

- **Sucres « naturels »** : miel, sirop d'érable, sirop d'agave, mélasse, sucre complet…
  Éviter au maximum les sucres blancs raffinés qui sont toxiques pour le métabolisme (non assimilables). Préférer les « sucres » naturels ou bien les fruits secs et frais.

- **Soja et ses dérivés** : tamari, tofu, lait de soja, crème de cuisine soja…

- **Algues** : séchées (plus faciles d'emploi)
  Véritables concentrés d'eau de mer, les algues sont très riches en minéraux et oligo-éléments. Elles sont une source parfaitement assimilable de calcium, de fer, de phosphore, de sodium, de magnésium, de zinc, de cuivre, de manganèse et d'iode. Elles contiennent aussi beaucoup de protéines. Et aussi la spiruline, algue d'eau douce, également très riche en protéines (de 50 à 70 g de protéines pour 100 g de spiruline), que je parsème en poudre sur les salades et crudités.

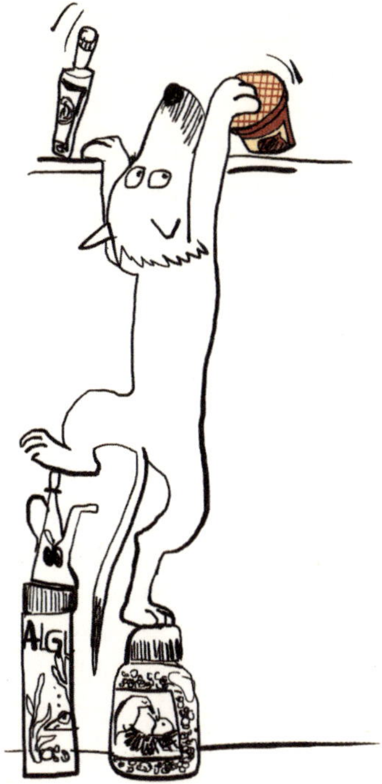

Un produit miracle au goût délicieux que Méline a tout de suite adopté

- **Levures alimentaires en poudre**
  Très riches en protéines (50 % de leur poids), en acides aminés essentiels, en vitamines du groupe B, ainsi qu'en certains minéraux. Choisir plutôt la levure de bière ou la levure de kéfir. Comme pour les algues, en parsemer les salades et crudités.

- **Jus de fruits et de légumes** (carotte, raisin, pamplemousse, betterave, pomme…)
  Quand j'ai le temps, je les prépare moi-même, mais il est possible de trouver des jus bio en bouteilles.

- **L'algue agar-agar** : gélifiant alimentaire naturel
  Je l'utilise pour faire des gelées de fruits, des confitures, des gâteaux ou des crèmes type panna cotta. Pour une plus grande facilité d'emploi, je l'achète en poudre. Je la dilue alors dans le liquide chaud pour l'épaissir.

Mes modes de préparation, de cuisson et de conservation

- Je lave la majeure partie des céréales et des légumineuses avant de les mettre à tremper ou à cuire : riz, quinoa, lentilles, pois chiches, pois…

- Je fais tremper les légumineuses la veille de leur cuisson afin d'en faciliter la cuisson et de les rendre plus digestes (également moins de risque de flatulences !) : lentilles, pois, azukis, haricots rouges… Je fais de même avec les fruits secs ou oléagineux avant leur consommation afin de les rendre plus digestes : amandes, raisins secs, abricots secs, figues séchées… J'émonde également toujours les amandes dont la peau n'est pas digeste (si vous n'avez pas le temps de les faire tremper toute une nuit, mettez-les dans un verre d'eau bouillante une quinzaine de minutes, il sera plus facile d'en ôter la peau ensuite).

- Je pratique aussi souvent la marinade, autre mode de « cuisson » qui ne nécessite pas de chaleur. On peut mariner des viandes et des poissons afin de les cuire et les manger tels quels ensuite ou, ce que je fais plus fréquemment, utiliser la marinade afin d'attendrir les viandes, poissons mais aussi tofu et légumes, avant de les cuire sur le feu.

Il est capital de rappeler l'importance primordiale des modes de cuisson. En effet on a souvent tendance à oublier qu'une fois dépassée une certaine température de cuisson, il ne reste plus aucune vitamine dans les aliments. Les éléments de vie que sont les vitamines et les oligo-éléments (les catalyseurs) indispensables au bon déroulement des processus métaboliques vitaux peuvent être détruits par l'oxydation à l'air ou à la lumière mais aussi par la cuisson.

- Plus la cuisson est longue et à haute température, plus la destruction des catalyseurs est importante :
  - à partir de 50 °C destruction de certaines enzymes
  - à partir de 60 °C destruction de la vitamine C
  - à partir de 110 °C destruction des autres vitamines
  - à 100 °C, précipitation des sels minéraux rendus ainsi peu ou pas assimilables.

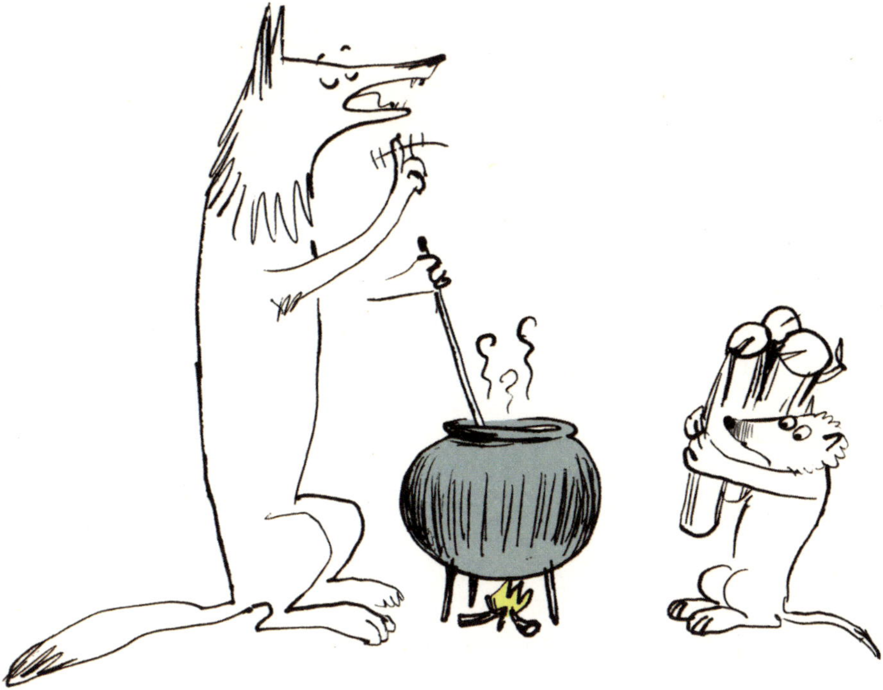

... Une fois dépassée une certaine température de cuisson
il ne reste plus aucune vitamine

- À durée et température égales, la cuisson à grande eau détruit beaucoup plus de vitamines, surtout si les légumes sont épluchés, que la cuisson à l'étouffée ou à la vapeur. En outre, elle favorise des pertes importantes en minéraux.

- Je recommande donc aussi de ne pas cuire les aliments à four trop chaud… mais parfois je suis contente, et Méline aussi, de manger un bon gratin ou des lasagnes. Il faut bien sûr être plus souple de temps en temps.

- Personnellement, je bannis l'usage des micro-ondes, par principe de précaution, car un grand nombre d'études convergent vers la suspicion de ce mode de cuisson dont nous ne connaissons véritablement pas les effets à long terme sur l'organisme.

- L'idéal est de privilégier les cuissons vapeur (avec un panier, ainsi les légumes ne touchent pas l'eau ou avec le moins d'eau possible) et à basse température afin de conserver tout ce qu'il y a de bon dans les légumes. Mais pour les plus organisés et moins conservateurs que moi, passez au cuit-vapeur : très pratique, il permet de faire cuire tout son repas pendant que l'on donne le bain aux enfants !

- Si vous optez pour la cuisson dans l'eau, faites-la bouillir avant d'y plonger les légumes, ainsi une partie de l'oxygène de l'eau disparaît, et une enveloppe protectrice se forme autour du légume (formée par les protéines et glucides en contact avec l'eau bouillante) permettant de limiter la fuite des vitamines.

- La cuisson avec la cocotte-minute qui semblait préserver toutes les vitamines est en fait néfaste car les aliments subissent une très forte altération.

En résumé, afin de préserver toutes les bonnes choses dans les fruits et légumes, il faut éviter :

- le stockage et le trempage prolongés
- d'éplucher les fruits et légumes biologiques de qualité
- d'attendre pour consommer un végétal si on a dû l'éplucher ou le couper
- les cuissons prolongées, à grande eau, à haute température.

Et puis n'hésitons pas, dès que les bébés ont des dents, à leur donner peu à peu des aliments crus, ce n'est pas toujours facile au début mais les jeunes enfants prennent vite de bonnes habitudes alimentaires et sont curieux de nouvelles découvertes.

- **Dès lors, afin de conserver toute la fraîcheur des fruits et légumes**: les manger au plus vite après la récolte. On fait ce qu'on peut quand on habite en ville! Sinon optez pour les paniers bio préparés par des producteurs locaux, ils proposent une sélection de fruits et légumes de saison, cela se fait de plus en plus dans les grandes villes.

- **Pensez à conserver fruits, légumes et herbes aromatiques au frais et à l'abri des rayons du soleil.** Si on peut consommer bio (et de proximité, évitons la pollution de notre planète!) il est préférable de ne pas éplucher fruits et légumes car les vitamines se trouvent en grande partie sous la peau. Pour conserver un beau bouquet de persil ou de basilic plus que quelques jours, rincez-le et hachez-le menu avant de le stocker dans un pot à confiture au congélateur, je trouve très pratique ensuite d'en prélever un peu et de le parsemer en dernière minute sur mes légumes et salades.

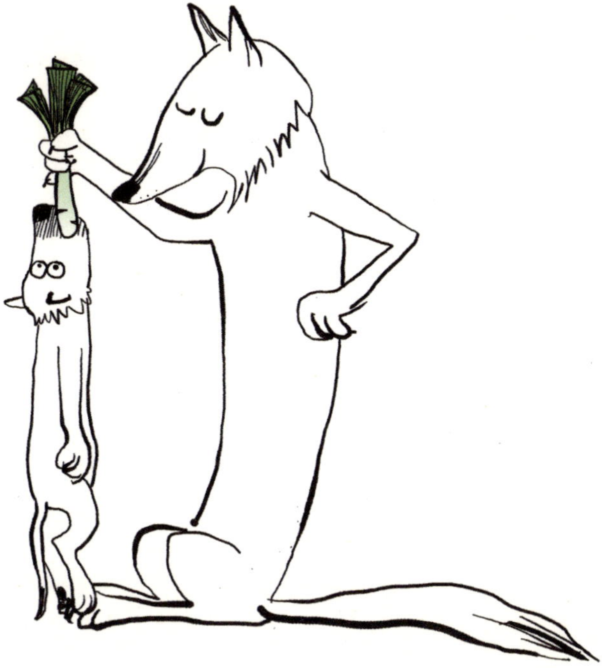

… n'hésitons pas, dès que les bébés ont des dents,
à leur donner peu à peu des aliments crus

- Pour ce qui est de la conservation des matières grasses, je garde en priorité au réfrigérateur les crèmes d'oléagineux et les huiles les plus fragiles : noisette, germe de blé, noix et sésame. Sinon je mets les autres dans un endroit sec et à l'abri de la lumière. Je conseille aussi de consommer assez rapidement une bouteille d'huile ouverte, car une réaction d'oxydation (rancissement) se produit lorsque les acides gras insaturés fixent l'oxygène de l'air. Achetez de préférence des petites bouteilles et variez ainsi plus souvent les plaisirs !

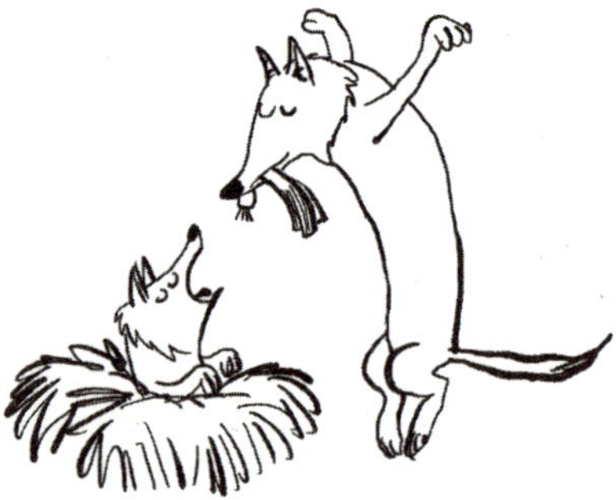

Mes recettes

Quelques faits et petites idées en vrac.

- J'ai allaité ma fille pendant un an (épuisant mais un cadeau que je ne regrette aucunement aujourd'hui vu sa bonne santé !) et ai très souvent tiré mon lait afin de gagner un peu en autonomie. J'ai commencé à introduire des fruits à l'âge de six mois. Je n'ai pas donné de gluten, de lactose, de soja, de sucre, de sel ni d'épices avant un an, car ces aliments peuvent poser problème.
- J'ai choisi une alimentation pauvre en viande et poisson, vu la quantité de substances toxiques qu'ils contiennent ; pour la viande : à travers les vaccins, les antibiotiques et l'alimentation truffée de produits chimiques ; pour le poisson : à cause du taux de mercure de plus en plus élevé dans les mers et en ce qui concerne les poissons d'élevage, une alimentation elle aussi lourde en hormones et farines animales.
- Pour apporter également des protéines animales (les protéines animales et végétales se complètent), j'opte plutôt pour des produits laitiers de préférence au lait de brebis ou de chèvre plus facile à digérer et à assimiler pour l'organisme que le lait de vache (en tout cas plutôt privilégier le fromage blanc ou le yaourt au lait frais, ils sont bien mieux tolérés par les nourrissons).

- Je donne toujours les fruits à Méline en dehors des repas ; quand elle est dans une phase de « non », elle les accepte bien mieux avant le repas, posés près d'elle lorsqu'elle est en train de jouer plutôt qu'assise à table. Je donne les crudités et salades en début de repas pour une meilleure digestion et assimilation des vitamines.

- J'ai opté, dès que j'en ai entendu parler, pour des biberons sans bisphénol A, ni phtalate, deux produits chimiques nocifs pour la santé et présents dans 90 % des biberons en plastique. Ces substances pourraient être à l'origine d'un dérèglement hormonal. On trouve ces biberons dans les magasin bio mais étonnamment pas encore dans les pharmacies.

- Quand elle a un rhume, pas de produits laitiers pour éviter la formation de glaires et quelques gouttes de propolis pure (à partir d'un an) dans un demi-verre d'eau pour renforcer son système immunitaire.

- Comme nous sommes de vrais nomades, j'ai très tôt coupé les tétines des biberons pour transporter les soupes et les compotes que je faisais un peu plus liquides que de coutume.

- Il existe aussi de nombreux compléments alimentaires dont je ne parlerai pas ici mais qui peuvent renforcer son système immunitaire et éviter ainsi que l'enfant ne tombe malade (et donc éviter la prise de médicaments). Je pars du principe qu'avec une bonne alimentation, le bébé n'a pas besoin de compléments alimentaires, sauf en cas de grosse fatigue, de contrariétés répétées ou de virus.

- Bien sûr vous verrez que certaines recettes prennent un peu de temps : il faut savoir alterner, se faire plaisir en concordant de bonnes choses et de temps en temps faire une soupe rapide. Ne pas non plus devenir esclave de la nourriture saine. Mais de plus en plus ma fille prend plaisir à préparer les repas avec moi et du coup cela devient un jeu riche en découvertes, olfactives, tactiles et gustatives.

Je propose ici, avant d'aborder les recettes des tout-petits, quelques conseils pratiques pour l'alimentation de la femme qui allaite. Et pour les femmes enceintes, lancez-vous, prenez goût à pratiquer ces recettes pour l'arrivée de votre bébé et régalez-vous vous aussi !

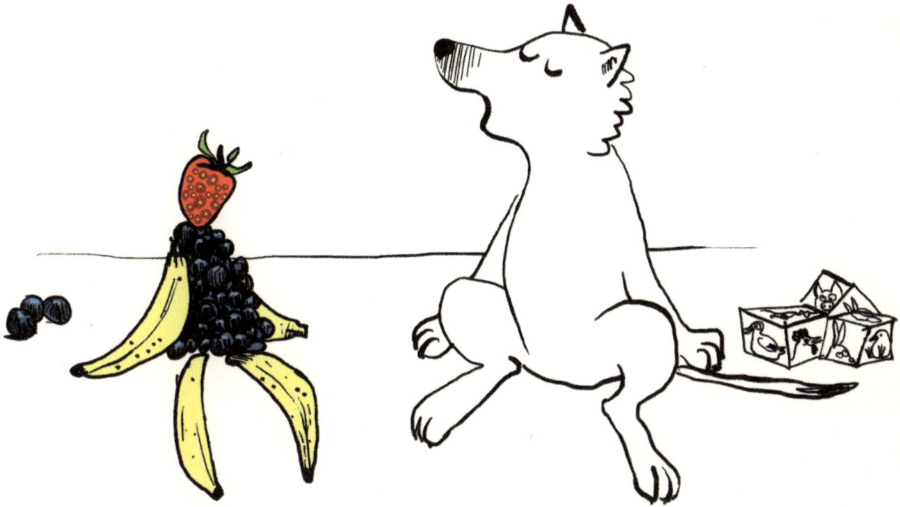

... je donne toujours les fruits à Méline en dehors des repas
posés près d'elle lorsqu'elle est en train de jouer

L'alimentation de la femme qui allaite

Ses besoins sont supérieurs à une femme qui n'allaite pas :

- de 60 à 80 g/jour de protides (25 g de plus qu'une femme qui n'allaite pas)
- 80 g/jour de lipides
- 340 g/jour de glucides.

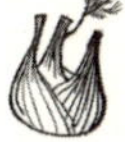

Boissons

La mère qui allaite doit penser à boire un minimum de 1,5 à 2 litres par jour. De préférence de l'eau plate, l'eau gazeuse pouvant entraîner des ballonnements chez le nourrisson. Pas (trop) de café ni de thé noir qui sont très stimulants, ni d'alcool.
Je conseille de privilégier les boissons lactogènes, le fenouil, l'anis et le houblon (qui sert à faire de la bière) en infusion ou de la bière non alcoolisée. Éviter les boissons très sucrées comme les sodas et les jus de fruits concentrés. Diluer les jus de fruits frais avec un peu d'eau de source.

Aliments

Dans chaque culture on déconseille certains aliments à la femme qui allaite : les épices ou les oignons, les choux etc. qui auraient soi-disant trop de goût une fois passés dans le lait. Mais je pense qu'au contraire, le goût du lait maternel en prenant différentes saveurs, stimule la succion du nourrisson et par là même la lactation. Si celui-ci n'aime pas quelque chose il le fera savoir bien assez tôt ! En Inde et en Afrique par exemple, on conseille à la femme qui allaite de manger des épices : essentiellement curry, cumin et fenouil. On déconseille par contre le persil qui lui diminue la production de lait.

Pour stimuler la lactation, en plus du repos et d'une atmosphère sans trop de stress, je conseille de manger par jour :

- une poignée d'amandes émondées et trempées dans l'eau la veille (très riches en calcium et magnésium)
- une pomme
- du poisson (deux fois par semaine)
- des légumes et des fruits frais en variété
- un peu de levure alimentaire
- des céréales : avoine, quinoa, orge, millet et de légumineuses (ex. des lentilles)
- de la salade verte ou du cresson, du basilic
- un peu d'épices : cumin, fenouil, anis et fenugrec (pas de persil, ni de menthe, de sauge ou de marjolaine)

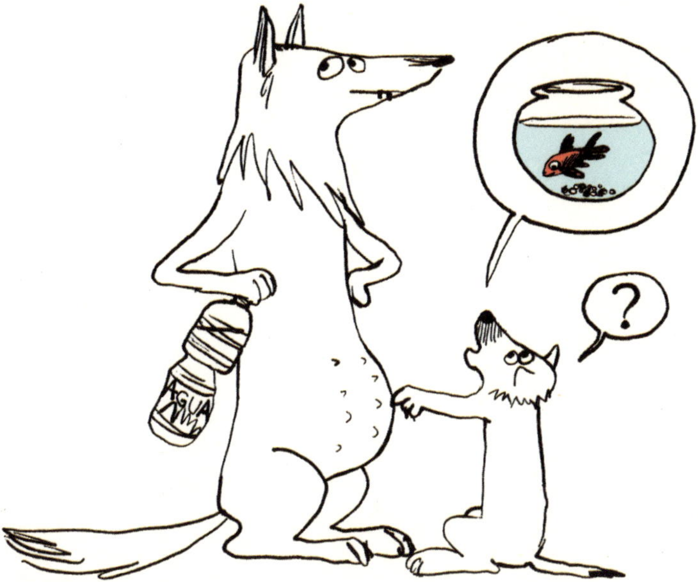

... la mère qui allaite doit boire un minimum de 1,5 à 2 litres par jour

L'alimentation des tout-petits

Plats ou entrées

J'évite certaines combinaisons d'aliments. Les protéines animales (œufs, viandes, poissons, laits et fromages) ne s'associent en effet bien qu'avec des légumes. Pour les fruits, je conseille de les manger en dehors du repas (ou associés à des légumes). Par contre les légumes, les féculents (céréales, légumineuses et légumes dits farineux) et les protéines végétales (tofu, tempeh, seitan) se combinent bien entre eux.

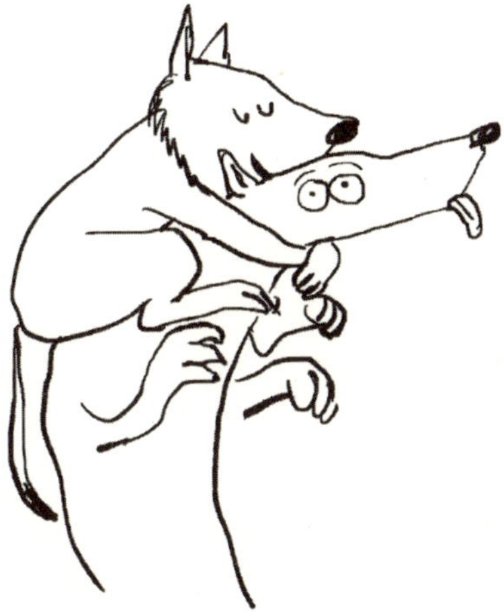

Purée de carottes
(à partir de 6 mois)

- 2 carottes
- 1 petite c. à c. de purée de sésame
- 1 pincée de persil haché
- un peu d'eau

Faire cuire les carottes à la vapeur puis les écraser à la fourchette (ou les mixer) en ajoutant la purée de sésame et l'eau de cuisson

Une grande partie des minéraux se retrouve dans l'eau de cuisson alors ne la jetez pas !

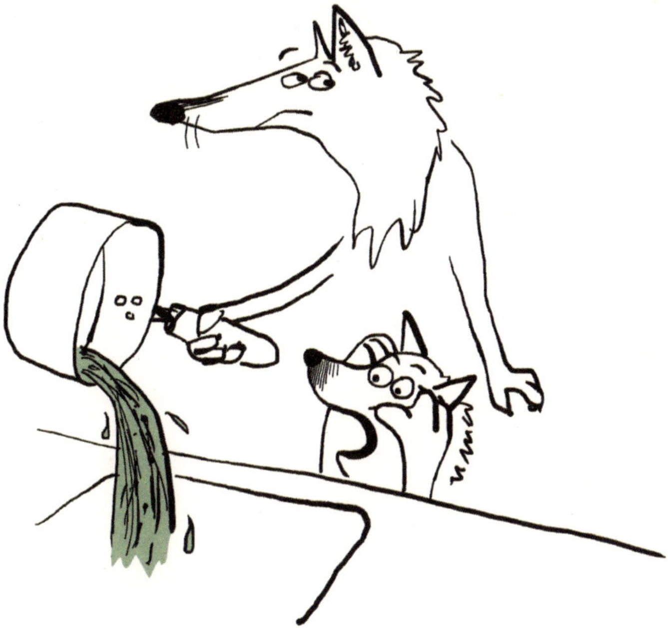

... Ne jetez pas l'eau de cuisson !

Soupe d'ortie
(à partir de 6 mois)

L'ortie est très riche en vitamines (C, B2, B5, B9, C, K), en minéraux (silice, magnésium, fer) en oligo-éléments (cuivre, zinc) et en protéines (supérieur même au soja). Son goût est très doux ; ma mère m'en préparait quand j'étais bébé ! La meilleure pousse s'obtient en avril et septembre, mais également toute l'année si on la taille ; ne cueillir (attention ça pique !) que les petites têtes bien vertes et loin des voitures ou de toute autre pollution.

- 1 bol d'orties fraîchement ramassées
- 1 pomme de terre
- 1 c. à c. de crème d'amandes

Faire cuire les orties et la pomme de terre épluchées et coupées en morceaux dans suffisamment d'eau chaude pour faire une soupe. Mixer ensuite et ajouter la crème d'amandes juste avant de servir.

Purée de potimarron
(à partir de 6 mois)

- 100 g de potimarron (ou potiron)
- 1 c. à c. de purée d'amandes
- un peu de fromage de chèvre frais (non pasteurisé de préférence)
- un peu d'huile de colza

Cuire le potimarron à la vapeur. L'écraser à la fourchette (ou mixer selon l'âge du bébé) et ajouter peu à peu la purée d'amandes, le fromage frais et l'huile de colza.

Vers l'âge d'un an, Méline n'a soudain plus voulu de purées de légumes... j'ai réalisé qu'elle voulait tout simplement manger les légumes en morceaux, comme nous.

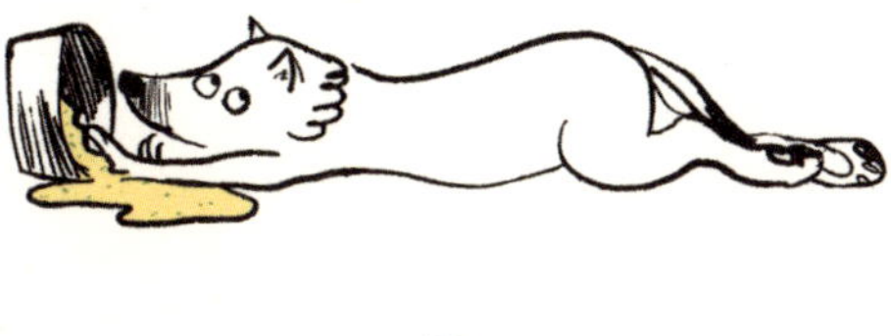

Purée de lentilles aux légumes
(à partir de 6 mois)

- 15 g de lentilles cuites (trempées dans l'eau la veille de la cuisson)
- 1 carotte
- 1 pomme de terre
- un peu de sarriette
- 1 c. à c. d'huile de germe de blé

Faire tremper les lentilles dans l'eau la veille et les faire cuire. Cuire ensuite les légumes à la vapeur (pour conserver les vitamines, cuire les pommes de terre avec leur peau et ensuite les éplucher) et les écraser avec les lentilles. Ajouter ensuite la sarriette hachée et l'huile végétale.

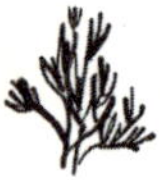

La sarriette favorise la digestion.

Soupe de quinoa et châtaigne
(à partir de 9 mois)

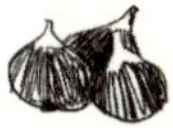

- 5 châtaignes (ou flocons toastés)
- 1 c. à s. de flocons de quinoa
- 1 c. à s. de crème d'amandes
- un peu de lait de riz
- un peu d'eau

Cuire les châtaignes dans l'eau, les éplucher puis les mixer avec un peu d'eau (ou les acheter précuites et épluchées). Cuire les flocons de quinoa quelques minutes avec un verre de lait de riz. Ajouter ensuite la purée de châtaignes et la crème d'amandes et mixer le tout. Ajouter encore un peu de lait de riz si la soupe est trop épaisse.

Crudités : carotte râpée
(à partir de 12 mois)

- 1 carotte râpée
- quelques raisins secs (trempés dans l'eau quelques heures avant)
- 4 noisettes râpées ou un peu de crème de noisettes
- un peu de gomasio
- 1 c. à c. d'huile de germe de blé
- un peu de jus de citron

Mélanger la carotte aux noisettes et aux raisins secs. Ajouter la sauce préalablement préparée : huile, jus de citron et gomasio.

Quand Méline, impatiente, attend dans mes jambes que je termine de préparer le repas, une carotte crue à mâchouiller me sauve souvent la vie ! C'est aussi efficace quand elle fait ses dents.

La crème de noisette est un tréor de vitamine D et de calcium !

Crudités : pomme et navet râpés
(à partir de 12 mois)

- ½ pomme
- 1 petit navet
- un peu d'huile de noisette
- quelques gouttes de jus de citron
- 1 pincée de gomasio
- 1 c. à s. de graines germées

Râper la pomme et le navet. Mélanger le jus de citron, l'huile de noisette et le gomasio et verser sur les crudités. Parsemer de graines germées.

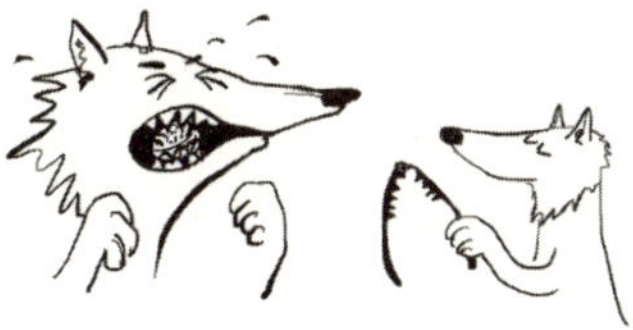

Graines germées
(à partir de 9 mois)

Faites germer vos graines. Elles regorgent de vitamines et de sels minéraux. Je les fais tremper une journée ou une nuit dans un verre d'eau puis les quatre, cinq ou six jours suivants (le temps de germination n'est pas le même suivant la variété de graines, c'est écrit sur le paquet), je les rince au minimum trois fois par jour afin qu'elles restent humides mais ne pourrissent pas. Avec cette humidité, de l'air et un peu de chaleur, ça pousse tout seul. On peut utiliser un bac à germer, spécialement conçu pour ça ou bien tout simplement un bol en verre (les graines aiment la lumière) recouvert d'un peu de tulle ou de gaze à pharmacie pour faciliter le filtrage de l'eau (sinon je passe les graines tout simplement avec une passoire). Elles seront ensuite prêtes à être dégustées, sur les crudités, les céréales, les légumes. Les graines à germer s'achètent dans les magasins biologiques, souvent sous forme de mélange (radis, poireau, fenugrec, lin, luzerne, blé, etc.). Les enfants aiment aussi les manger avec les doigts en entrées ou comme petit snack.

Crudités : avocat sur lit de quinoa
(à partir de 12 mois)

- ½ avocat
- 1 c. à s. de quinoa cuit et refroidi
- 1 c. à s. de ma sauce Tahin (recette p. 84)
- quelques radis

Couper l'avocat et les radis en petits morceaux et les placer sur le quinoa. Assaisonner avec la sauce de Tahin.

Crème de semoule
(à partir de 12 mois)

- 2 c. à s. de semoule de blé fine
- 20 cl de lait de soja
- 1 c. à c. d'huile de noisette
- 1 pincée de gomasio
- 1 pointe de noix de muscade

Porter le lait à ébullition et y verser la semoule. Cuire tout en remuant pendant 5 minutes. Ôter du feu et ajouter le reste des ingrédients.

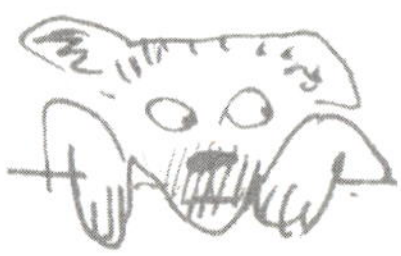

Galettes de légumes
(à partir de 12 mois)

Pour 6 ou 7 galettes :

- 40 g de flocons d'avoine
- 40 g de flocons de millet
- 1 c. à s. de gomasio
- 1 c. à s. de graines de tournesol hachées
- 1 c. à s. de persil haché
- 40 g de fromage de brebis coupé en petits cubes
- 2 carottes râpées
- 2 pommes de terre râpées
- 1 petit oignon émincé très fin
- 2 c. à s. d'huile de colza
- 1 œuf
- un peu de lait de riz

Arroser d'un peu d'eau chaude les flocons de millet et d'avoine afin de les faire gonfler. Ajouter ensuite tous les ingrédients en terminant par l'œuf puis le lait de riz. La pâte doit être collante et pas trop liquide (ajouter plus ou moins de lait de riz).

Verser sur une poêle chaude un peu d'huile d'olive puis trois petits tas de pâte et les écraser un peu afin qu'ils ne soient pas trop épais. Après quelques minutes de cuisson, baisser le feu et retourner la galette pour la faire cuire de l'autre côté.

Vous pouvez accompagner les galettes de ma sauce Tahin (voir p. 84), d'une sauce à l'avocat (voir p. 81) ou d'un peu de tamari.

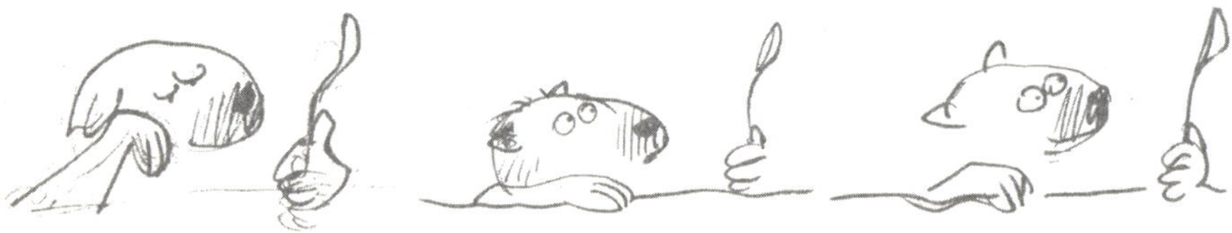

Galettes de tofu
(à partir de 18 mois)

Pour une dizaine de galettes

- 200 g de tofu émietté
- 100 g de fromage de brebis râpé
- 1 c. à s. de gomasio
- 60 g de flocons de millet
- 1 œuf
- 1 c. à s. de farine de riz
- 1 c. à s. de persil haché

Mélanger tous les ingrédients afin d'obtenir une pâte un peu collante (ajouter un peu de lait si elle est trop sèche).
Faire chauffer une poêle à feu moyen et ajouter un peu d'huile d'olive, verser ensuite des petits tas de pâte et les aplatir un peu afin qu'ils ne soient pas trop épais. Après 5 bonnes minutes de cuisson, baisser le feu et retourner la galette pour la faire cuire de l'autre côté.

Crêpes aux épinards
(à partir de 12 mois)

Les crêpes fourrées m'ont permis de faire goûter à Méline un grand nombre de légumes qu'elle ne voulait pas manger "seuls".

La pâte pour les crêpes salées :

- 125 g de farine bise
- 125 g de farine de riz (ça allège les crêpes)
- 2 œufs
- ½ l de lait de riz ou soja
- 2 ou 3 c. à s. d'huile de tournesol
- 1 pincée de sel

Garniture :

- 200 g d'épinards frais (jeunes pousses)
- 30 g de fromage de chèvre frais

Déposer les œufs au creux du puits de farine et bien mélanger. Ajouter le sel et l'huile tout en remuant, puis enfin le lait peu à peu (utiliser un fouet si des grumeaux apparaissent). Laisser reposer une heure ou deux si possible.

Faire cuire la crêpe d'un côté puis la retourner et ajouter les épinards cuits et hachés (ou en purée). Parsemer de fromage de chèvre frais. Refermer la crêpe.

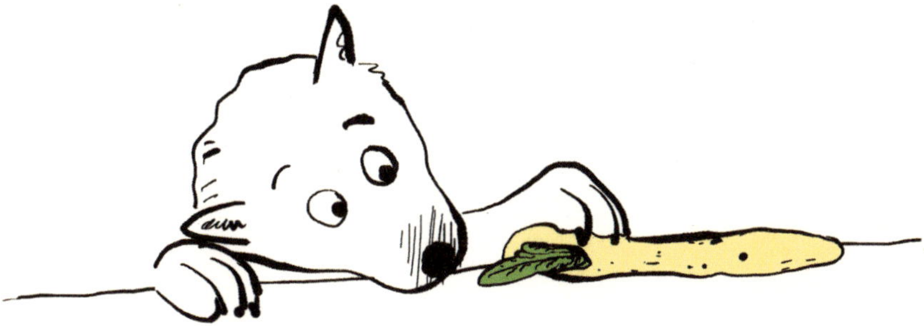

...les crêpes fourrées m'ont permis de faire goûter à Méline des légumes qu'elle ne voulait pas manger "seuls"

Crêpes aux champignons
(à partir de 12 mois)

- 8 champignons de Paris émincés
- un peu de fromage râpé (parmesan)
- quelques gouttes d'huile de colza ou noisette

Même pâte que la recette précédente. Couper les champignons en petites lamelles et les faire revenir dans un peu d'huile d'olive. Les déposer sur la crêpe, arroser d'un peu d'huile de noisette ou de colza et saupoudrer de fromage râpé. Refermer la crêpe.

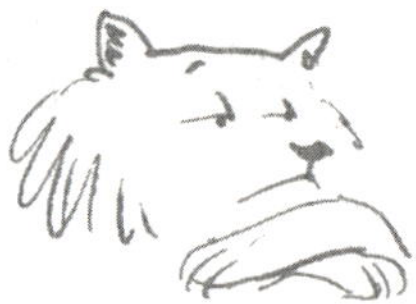

Crème d'aubergine
(à partir de 18 mois)

- 1 aubergine
- 1 c. à s. de purée d'amandes
- 1 petit verre de lait de soja
- un peu de sel

Faire cuire l'aubergine au four pendant 30 à 40 minutes. Recueillir la chair avec une cuillère à soupe et la mixer avec la purée d'amandes, le lait de soja et le sel. Mettre au frais et servir ensuite sur des petits canapés de riz soufflé ou sur des légumes cuits.

Sauce béchamel
(à partir de 9 mois)

- 1 petit verre de lait de soja
- 1 c. à s. de farine de riz
- 1 pointe de noix de muscade
- 1 c. à s. d'huile

Verser le lait et la farine dans une casserole et délayer à l'aide d'un fouet (ou pour faire une plus grande quantité de béchamel et éviter les grumeaux, délayer juste un peu de farine avec du lait avant d'ajouter le reste). Porter à ébullition puis cuire quelques minutes à feu doux jusqu'à épaississement. Ajouter enfin le sel, la noix de muscade et l'huile.

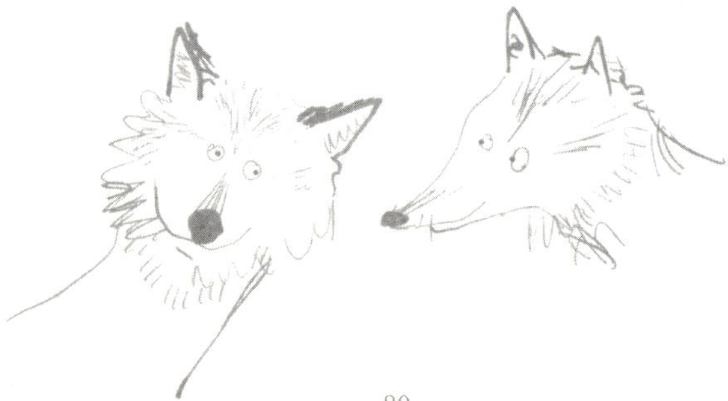

Sauce à l'avocat
(à partir de 12 mois)

- 1 avocat pelé et coupé en morceaux
- 1 c. à s. de crème de sésame
- 1 grosse c. à s. de jus de citron
- 1 pointe de sel
- un peu d'eau

Écraser à la fourchette l'avocat avec le jus de citron. Délayer ensuite à côté la crème de sésame avec un peu d'eau et l'ajouter à l'avocat. Saler.

Gratin de légumes et tofu
(à partir de 18 mois)

Méline raffole de gratins, malheureusement on les cuit souvent à des températures trop élevées pour conserver les vitamines des légumes, alors il faut alterner avec des légumes crus ou cuits à la vapeur.

- 1 courgette
- 2 pommes de terre
- 2 carottes
- 100 g de tofu émietté
- béchamel au lait végétal (voir recette p. 80)
- un peu de comté râpé

Cuire les légumes à la vapeur puis les couper en fines lamelles. Alterner dans le plat une couche de légumes, de béchamel et de tofu. Recouvrir d'un peu de comté râpé et passer au four à 160° environ 20 minutes.

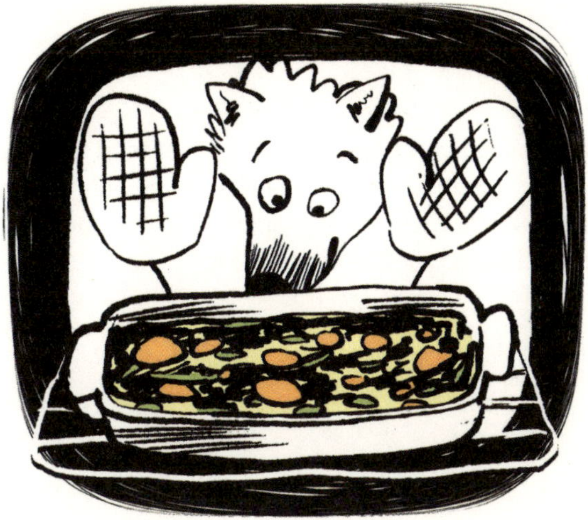

... Méline raffole de gratins !

Ma sauce Tahin
(à partir de 12 mois)

- 1 c. à s. de Tahin
- 1 ou 2 c. à s. de jus de çitron
- un peu d'eau
- sel (optionnel)

Sur la crème de sésame, verser le jus de citron et bien remuer. Ajouter ensuite l'eau et mélanger jusqu'à ce que la sauce devienne plus liquide. Délicieuse en apéritif (pour les adultes aussi !) : y tremper des légumes crus ou des morceaux de galettes de céréales.

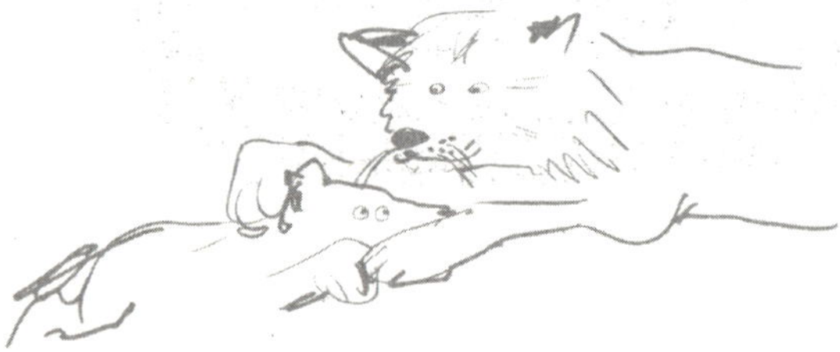

Pâté de légumes
(à partir de 18 mois)

Pour un moule à cake :

- 1 oignon
- 2 carottes
- 100 g de champignons
- ½ poivron rouge
- 120 g de flocons de quinoa
- 1 verre de lait de soja
- 3 œufs
- 1 c. à c. de persil haché
- un peu de comté râpé

Émincer les légumes et les faire cuire avec un fond d'eau quelques minutes. Verser sur les flocons de quinoa le lait de soja et laisser ramollir. Ajouter ensuite les légumes mi-cuits et les herbes aromatiques. Battre les œufs et les ajouter au mélange. Ajouter le fromage râpé puis verser le tout dans un plat à cake. Faire cuire au four à 180° environ 30 minutes. Se déguste chaud ou froid, avec quelques petites crudités.

Tarte carottes-oignons-feta
(à partir de 18 mois)

Pour la pâte brisée :

- 150 g de farine bise
- 50 g de farine de riz
- 50 g de farine de sarrasin
- 50 g d'huile d'olive
- un peu d'eau
- 1 pincée de sel

Pour la garniture :

- 6 carottes
- 3 oignons
- 150 g de feta

Mélanger du bout des doigts les trois farines, l'huile d'olive et le sel. Ajouter ensuite un peu d'eau afin de former une boule. Laisser reposer au frigo 1 ou 2 heures. Étaler la pâte, de quelques coups de fourchette faire quelques trous afin d'éviter la formation de « bulles » et la faire précuire quelques minutes au four à 180°.

Cuire à la vapeur les carottes, oignons et les mixer avec un peu de jus de cuisson. Ajouter la feta émiettée. Recouvrir la pâte à tarte précuite de cette purée et cuire au four à 180° environ 20 minutes. Délicieux chaud ou froid.

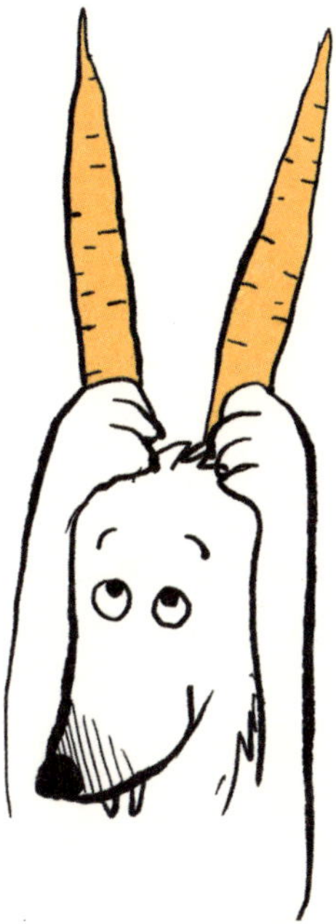

Crème de quinoa au lait de riz
(à partir de 12 mois)

- 1 verre de lait de riz
- 2 c. à s. de crème de quinoa en poudre
- 1 pincée de vanille en poudre
- 1 c. à c. de crème d'amandes

Délayer la crème de quinoa dans le lait de riz froid (avec un fouet) puis faire cuire une dizaine de minutes avec la vanille. Ôter du feu et ajouter la c. à c. de crème d'amandes. Accompagner d'un peu de jus de raisin.

Le jus de raisin constitue un bon apport nutritif pour le bébé (il contient entre autres beaucoup de fer).

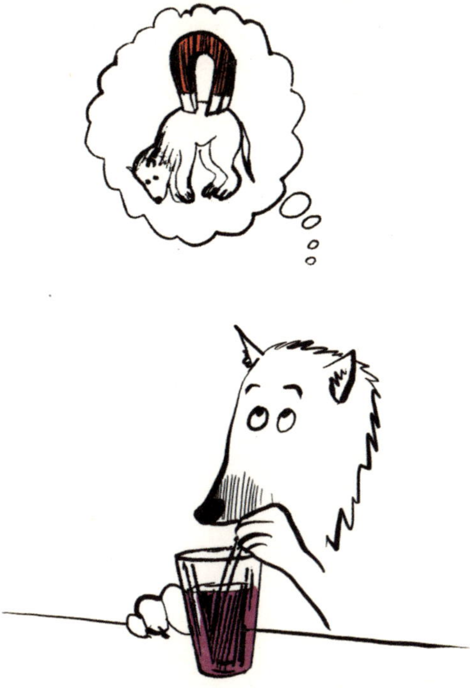

... le jus de raisin contient beaucoup de fer

Crème de flocons de châtaignes et flocons d'avoine
(à partir de 12 mois)

- 1 verre de lait de soja
- 2 c. à s. de flocons d'avoine
- 1 c. à s. de flocons de châtaignes toastés
- 1 noix de beurre cru
- 1 pointe de sirop d'érable

Faire tremper les flocons de châtaignes toastés dans un peu d'eau bouillante (afin qu'ils ramollissent). Faire cuire les flocons d'avoine dans le lait de soja pendant environ 5 minutes tout en remuant. Ajouter ensuite les flocons de châtaignes et continuer la cuisson. Ôter du feu et ajouter le beurre et le sirop d'érable.

Petits bateaux de châtaigne à la crème de noisettes
(à partir de 12 mois)

- 1 biscotte de châtaigne
- un peu de crème de noisettes
- un peu de miel

Tartiner la biscotte de châtaigne avec de la crème de noisettes et un peu de miel. Servir avec une compote de fruits frais.

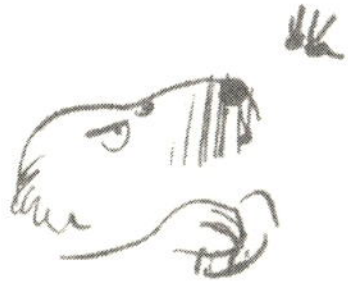

Yaourt de fruits frais et secs
(à partir de 12 mois)

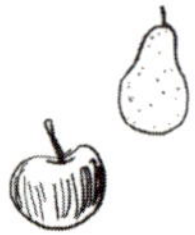

- 1 yaourt de brebis ou de chèvre
- ¼ de poire
- ¼ de pomme
- 1/3 de banane
- quelques raisins secs (trempés dans l'eau quelques heures avant)
- 1 figue séchée (trempée dans l'eau quelques heures avant)

Râper la pomme et la poire et les mélanger au yaourt. Couper la banane, les raisins secs et la figue séchée en petits morceaux et ajouter au yaourt. Servir avec un verre de jus d'orange fraîchement pressé.

Muesli aux fruits secs
(à partir de 12 mois)

- 2 c. à s. de flocons d'avoine
- 1 petit verre de lait de riz et calcium
- 1 figue séchée (trempée dans l'eau quelques heures avant)
- 1 abricot sec (trempé dans l'eau quelques heures avant)
- quelques fruits de canneberges secs (trempés dans l'eau quelques heures avant)
- 5 noix de cajou hachées
- 1 c. à c. de sirop d'agave ou d'érable

La veille au soir faire tremper les flocons d'avoine dans le lait de riz et recouvrer. Le lendemain si les flocons sont un peu secs rajouter un peu de lait de riz. Parsemer des fruits secs en petits morceaux et du sirop.

Desserts ou goûters

Mousse de fruits frais
(à partir de 6 mois)

- ¼ de banane
- ¼ d'avocat
- ¼ de pomme
- quelques gouttes de citron

Mixer les fruits et additionner de quelques gouttes de jus de citron.

Evitez de préparer vos fruits et crudités à l'avance, avec l'oxydation la vitamine C est la première à disparaître.

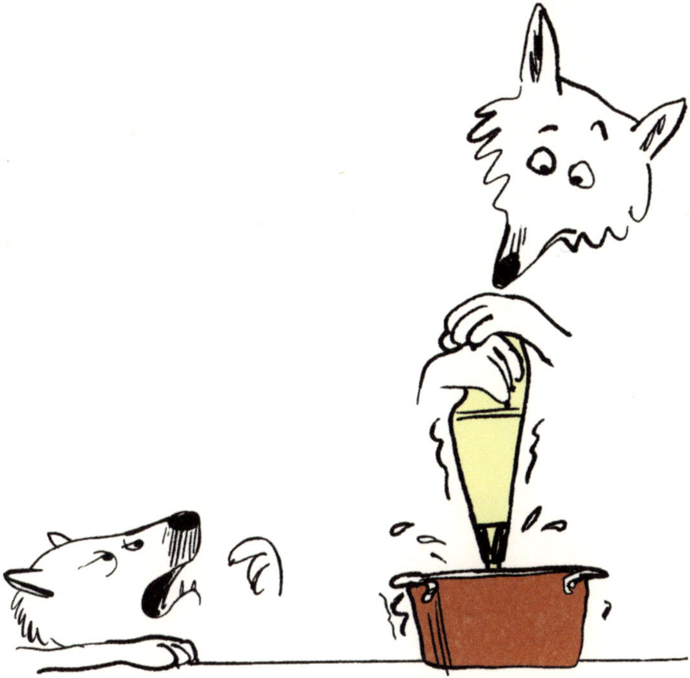

... évitez de préparer vos fruits et légumes à l'avance

Compote d'automne
(à partir de 6 mois)

- ½ pomme
- ½ poire
- 1 c. à c. de crème d'amandes
- 2 abricots secs (trempés dans l'eau quelques heures avant)

Faire cuire la pomme et la poire avec la peau à la vapeur. Ajouter les abricots secs et la crème d'amandes et mixer bien le tout.

Compote d'été
(à partir de 6 mois)

- 1 pêche ou 2 ou 3 abricots
- un peu de miel

Cuire les fruits à feu doux et mixer. Ajouter le miel.

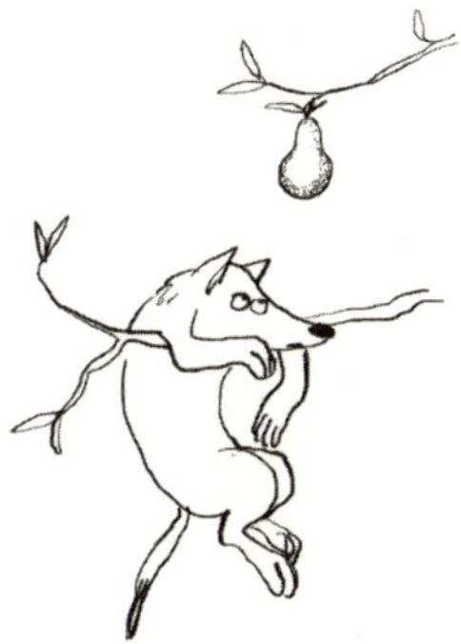

Gelée de fruits et compote
(à partir de 6 mois)

- 1 sachet de poudre d'agar-agar (2 g)
- 150 g de compote de pommes
- une dizaine de framboises fraîches ou congelées
- ½ poire coupée en petits morceaux
- 30 dl de jus de raisin (deux verres)

Faire fondre la poudre d'agar-agar dans le jus de raisin et porter à ébullition. Ajouter la compote de pommes et les fruits en morceaux et cuire 5 bonnes minutes. Verser dans un moule à cake et laisser refroidir. Mettre enfin au frigo pendant une demi-journée.

Mousse de fruits frais et secs
(à partir de 9 mois)

- ½ banane
- 1 kiwi
- 3 abricots secs (trempés dans l'eau quelques heures avant)
- quelques amandes émondées

Mixer le tout et manger tout de suite.

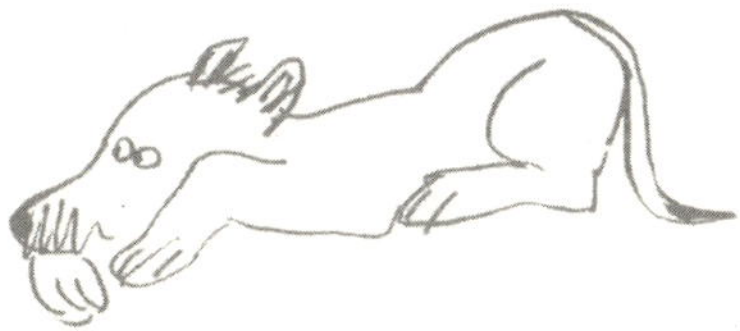

Sablés à la châtaigne
(à partir de 9 mois)

- 100 g de farine de châtaignes
- 150 g de farine de riz complète
- 70 g de crème de noisettes (environ 3 c. à s.)
- 100 g de sucre complet
- 1 œuf
- 1 pincée de sel

Blanchir l'œuf avec le sucre et la pincée de sel. Ajouter la farine et mélanger du bout des doigts (comme pour une pâte à tarte). Ajouter la crème de noisettes. Former une boule et laisser reposer la pâte au minium 1 heure. Préchauffer le four à 180°. Abaisser la pâte au rouleau puis découper les sablés à l'emporte-pièce. Les déposer sur une tôle de cuisson huilée puis les mettre au four une dizaine de minutes. Laisser refroidir sur une grille. Se conserve au moins une semaine dans une boîte en fer.

Biscuits de quinoa au miel
(à partir de 12 mois)

- 70 g de flocons de quinoa
- 1 c. à c. de vanille en poudre (ou quelques gouttes de concentré)
- 50 g de crème d'amandes
- 50 g de miel (environ 2 c. à s.)

Mélanger les flocons de quinoa avec la vanille, le miel et la crème d'amandes. Déposer de petits tas sur une plaque de cuisson huilée. Faire cuire au four à 180° pendant quelques minutes. Se conserve au moins une semaine dans une boîte en fer.

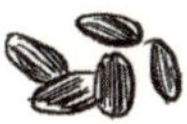

Gâteau de semoule
(à partir de 12 mois)

- ½ l de lait de riz
- 100 g de semoule fine
- 50 g de sucre complet
- 1 gousse de vanille
- 1 poignée de raisins secs (trempés dans l'eau quelques heures avant)

Fendre la gousse de vanille dans le sens de la longueur et, à l'aide du dos du couteau, racler chaque face intérieure de la gousse afin d'en extraire uniquement les petits grains et non la peau qui est amère. Faire bouillir le lait avec l'intérieur de la gousse. À ébullition, ajouter la semoule et remuer pour éviter la formation de grumeaux. Cuire pendant quelques minutes jusqu'à épaississement de la semoule, puis, hors du feu ajouter le sucre et les raisins secs. Verser dans des ramequins ou un plat à cake et laisser refroidir. Mettre au frais.

Crêpes sucrées à la châtaigne
(à partir de 15 mois)

Pâte à crêpes :

- 125 g de farine mi-complète (taux de blutage 80)
- 125 g de farine de châtaignes (ça donne un bon petit goût chocolaté)
- 2 œufs
- ½ l de lait d'amande ou d'avoine
- 2 ou 3 c. à s. d'huile de tournesol
- 2 c. à c. de sucre complet

Garniture :

- quelques cuillères de compote de pommes
- 1 pincée de cannelle
- 1 c. à c. de purée de noisettes
- un peu de sirop d'érable

Déposer les œufs au creux du puits de farine et bien mélanger. Ajouter le sel et l'huile tout en remuant. Puis enfin le lait, peu à peu (utiliser un fouet si des grumeaux apparaissent). Laisser reposer une heure ou deux si possible.

Faire cuire la crêpe d'un côté puis ajouter la compote, la cannelle, la purée de noisettes et le sirop d'érable. Refermer la crêpe et servir tiède.

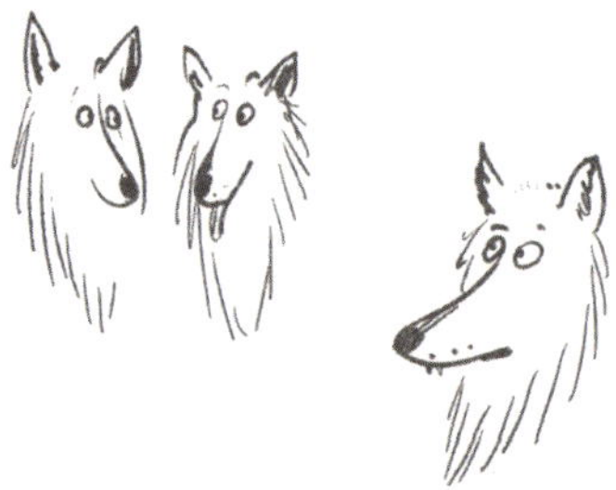

Flocons toastés de châtaignes au chocolat
(à partir de 2 ans)

- 2 c. à s. de flocons de châtaignes toastés
- un fond de verre de lait de riz ou d'amande
- 1 ou 2 carrés de chocolat noir

Faire tremper les flocons de châtaignes dans un fond d'eau chaude une dizaine de minutes. Puis porter le lait à ébullition et y verser les flocons de châtaignes. Remuer quelques minutes afin qu'ils « fondent » et forment une crème. Ajouter ensuite les carrés de chocolat et laisser fondre. Ôter du feu. Former de petites boules de crème sur une assiette et servir.

Barre de fruits secs
(à partir de 2 ans).

Pour une dizaine de barres :

- 3 c. à s. d'amandes émondées
- 3 c. à s. de pignons
- 3 c. à s. de noisettes
- 3 abricots secs
- 3 pruneaux
- 3 figues
- 3 c. à s. de miel
- 2 blancs d'œufs

Faire tremper tous les fruits secs et oléagineux la veille. Les hacher ensuite et les mélanger au miel et aux blancs d'œufs. Verser dans un moule peu profond recouvert de papier sulfurisé. Cuire environ 10 minutes à 180°. Couper en barres individuelles à la sortie du four.

Gâteau au chocolat
(à partir de 18 mois)

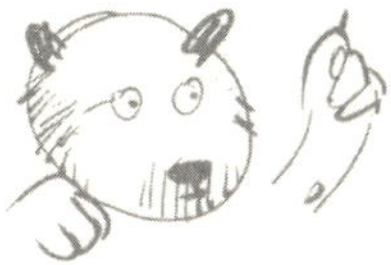

Pour six petits ramequins :

- 200 g de chocolat noir
- 3 œufs

Faire fondre très doucement le chocolat dans une casserole avec une goutte d'eau. Ôter du feu et ajouter en remuant vivement les jaunes d'œufs un à un. Laisser refroidir un peu. Battre les blancs en neige et les incorporer au mélange chocolaté une fois refroidi. Verser dans six petits ramequins et faire cuire au bain-marie (un plat rempli d'eau dans lequel on pose les ramequins à cuire) au four à 150° de 20 à 25 minutes. Les déguster à la petite cuillère car le gâteau est très moelleux. Cette recette convient bien aux intolérants au gluten et au lactose.

Gâteau de fruits et coco
(à partir de 18 mois)

Pour un gâteau (6 personnes) :

Pour la base :
- 3 blancs d'œufs
- 125 g de sucre de canne
- 180 g de noix de coco râpée

Pour le dessus :
- 3 poires mûres
- 2 pommes
- 50 g de chocolat noir râpé

Peler les pommes et les poires, les couper en deux et les mettre à cuire avec un minimum d'eau dans une casserole jusqu'à ce qu'elles soient tendres (plus ou moins dix minutes). Pendant ce temps, verser la noix de coco râpée dans un saladier, le sucre roux et ajouter les blancs d'œufs et bien mélanger avec les doigts. Sur une plaque de cuisson recouverte d'un peu de papier sulfurisé, former avec cette pâte un rectangle d'environ deux centimètres d'épaisseur. Faire cuire cette « base » au four à 180° pendant 15 minutes, vérifier qu'elle ne brûle pas. La sortir du four et la recouvrir joliment avec les pommes et les poires coupées en fines lamelles. Râper ensuite le chocolat pour recouvrir les fruits et passer au four une quinzaine de minutes pour que le chocolat fonde. Laisser ensuite refroidir et servir froid ou tiède. Cette recette convient bien aux intolérants au gluten et au lactose.

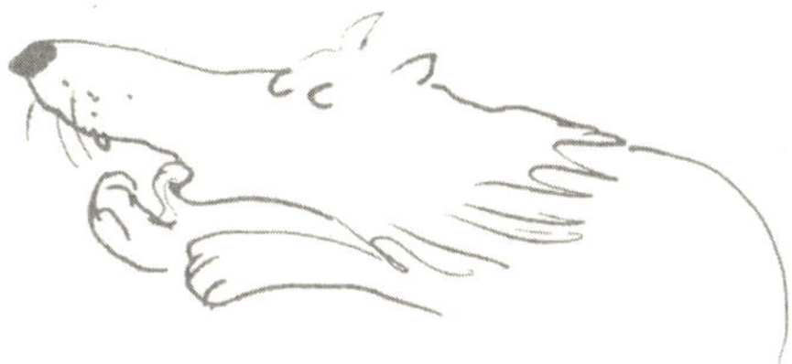

Rochers coco
(à partir de 18 mois)

- 150 g de noix de coco râpée
- 150 g de sucre de canne
- 2 blancs d'œufs

Mélanger tous les ingrédients et former du bout des doigts des petits tas de pâte. Les disposer sur du papier de cuisson et les faire cuire au four à 180° jusqu'à ce qu'ils dorent. Les petits rochers se gardent bien dans une boîte en fer. Cette recette convient bien aux intolérants au gluten et au lactose.

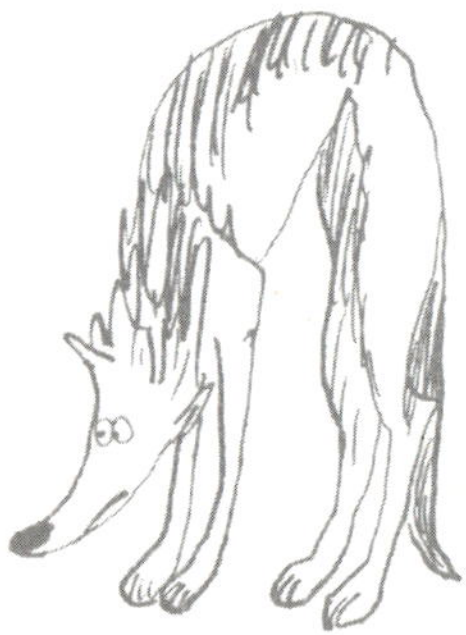

Galettes de dattes et de sésame
(à partir de 18 mois)

- 10 dattes découpées en petits morceaux (trempées dans l'eau quelques heures avant)
- 70 g de graines de sésame
- 50 g de farine de blé complète
- ½ c. à c. de poudre de cannelle
- 50 g d'amandes émondées effilées (trempées dans l'eau la veille)
- 1 peau d'orange non traitée râpée
- 4 cuillères de jus de pomme
- 1 œuf battu

Dans un saladier, mélanger les graines de sésame, la farine, les amandes, la cannelle. Ajouter ensuite la peau d'orange râpée, le jus de pomme et les dattes. Battre l'œuf et l'ajouter au mélange. Déposer des petits tas de la pâte sur une plaque de cuisson graissée et faire cuire au four à 180° pendant 15 à 20 minutes. Laisser refroidir. Les galettes se conservent bien dans une boîte en fer. Cette recette convient bien aux intolérants au lactose.

Les boissons

Ayant allaité ma fille pendant un an, je ne lui ai jamais donné de lait artificiel. Je ne traiterai pas ici des alternatives au lait maternel dès la naissance mais je vous renvoie, en fin d'ouvrage, vers quelques livres intéressants et détaillés sur le sujet. Il faut en effet prendre très au sérieux la qualité de l'allaitement artificiel, afin que le nourrisson reçoive bien tout ce dont il a besoin pour se développer.

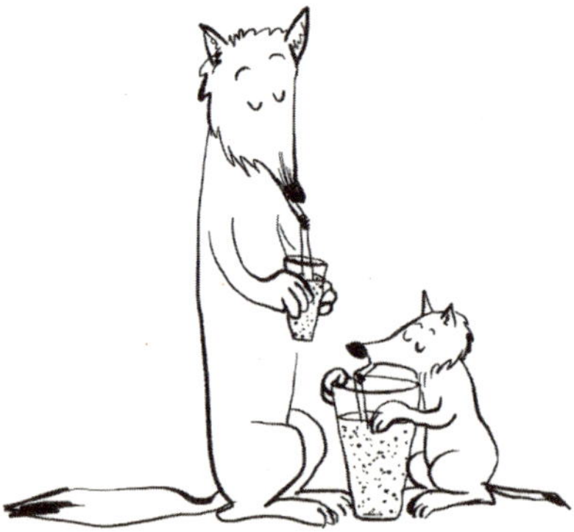

Jus de raisin
(à partir de 1 mois)

De préférence pressé maison, le jus de raisin recèle un grand nombre de vitamines et de sels minéraux qui le rapprochent d'un lait animal. Le presser à la centrifugeuse ou tout simplement au moulin à légumes de nos grand-mères puis le couper d'eau. Si le bébé est un nourrisson, le filtrer à la passoire. Si vous ne pouvez pas vous procurer du raisin frais, achetez-le bio en bouteille. Mais une fois pasteurisé il perd de ses vitamines. À partir d'un mois on peut également donner, dilué dans de l'eau, du jus de carotte ou de pomme.

Lait de châtaigne et d'amande
(à partir de 6 mois)

- 2 c. à s. de poudre d'amandes instantanée
- 2 c. à s. de poudre de châtaignes instantanée
- 180 ml d'eau à 37°

Dissoudre les poudres dans l'eau et bien remuer. Méline se régale de ce biberon le matin depuis qu'elle a un an. J'alterne de temps en temps avec un biberon de lait de chèvre, ou du mélange lait riz-avoine.

Infusion de camomille
(à partir de 6 mois)

- quelques fleurs de camomille séchées
- un peu d'eau de source

Faire infuser les fleurs de camomille dans l'eau bouillante pendant quelques minutes et filtrer. La camomille apaise et facilite l'endormissement.

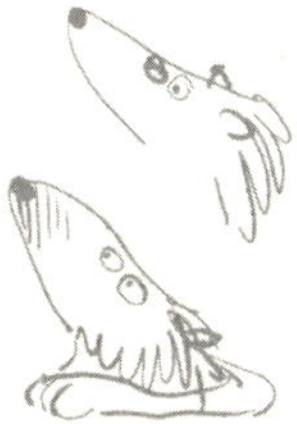

Milk-shake banane-avocat
(à partir de 6 mois)

- ½ banane
- ¼ d'avocat
- un peu de lait de riz

Mixer l'avocat et la banane dans un peu de lait de riz. Servir dans un biberon à tétine coupée ou à la cuillère.

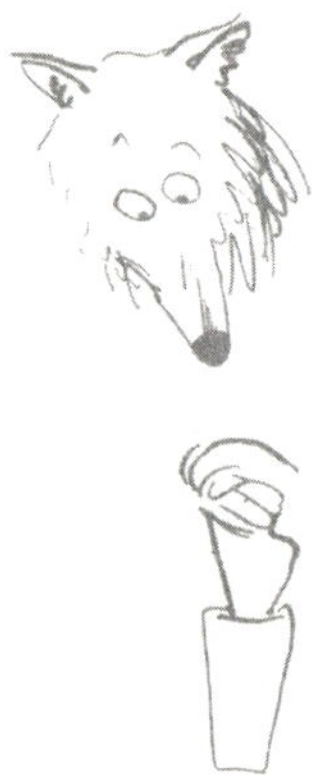

Jus de mangue frais
(à partir de 9 mois)

- ½ mangue
- un peu d'eau de source
- quelques gouttes d'huile de pépin de raisin

Éplucher une demi-mangue et la couper en morceaux dans un bol mixer, ajouter un peu d'eau et quelques gouttes d'huile de pépin de raisin. Mixer le tout une minute afin que le mélange soit bien onctueux et puisse passer dans une tétine de biberon.

Jus de carotte et de pamplemousse
(à partir de 12 mois)

- 2 carottes
- ½ pamplemousse
- quelques gouttes d'huile de germe de blé

Dans une centrifugeuse, mettre les carottes et le demi-pamplemousse pelé. Ajouter les quelques gouttes d'huile de germe de blé et bien remuer.

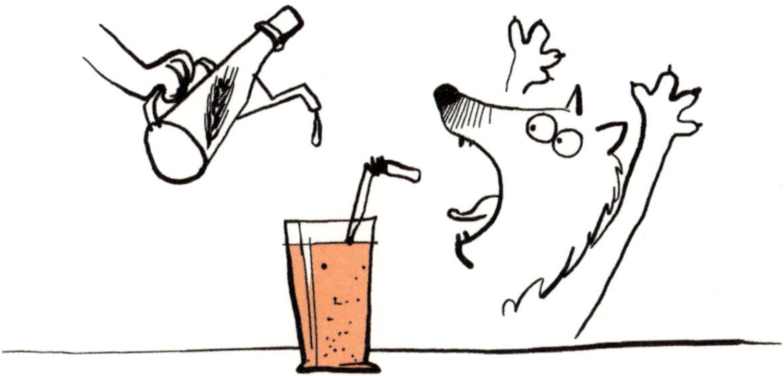

… ajouter quelques gouttes d'huile afin de faciliter l'assimilation des vitamines liposolubles

Jus de carotte et betterave
(à partir de 12 mois)

- 2 carottes
- 1 petite betterave
- ½ pomme
- 1 c. à c. de Tahin
- quelques gouttes de citron

Dans une centrifugeuse, mettre les carottes, la betterave et la pomme. Ajouter les quelques gouttes de jus de citron et la cuillère de Tahin et bien remuer pour que la crème se dissolve.

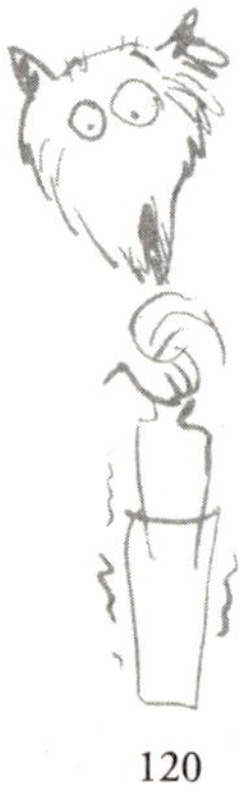

Jus de citron
(à partir de 12 mois)

- 1 citron
- 1 grand verre d'eau de source
- quelques gouttes de sirop d'agave

Presser le jus de citron et en délayer une ou deux cuillères à café avec l'eau. Ajouter un peu de sirop d'agave et remuer. Très rafraîchissant l'été ou si le bébé s'est un peu déshydraté.

Milk-shake framboise
(à partir de 18 mois)

Ajouter quelques gouttes de jus de citron pour ralentir l'oxydation des fruits et quelques gouttes d'huile afin de faciliter l'assimilation des vitamines liposolubles.

- environ 6 ou 8 framboises (fraîches ou congelées)
- 1 petit verre de lait de riz
- quelques gouttes de jus de citron
- 1 c. à c. de purée d'amandes
- 1 c. à c. de sirop d'agave

Mixer le tout et servir dans un verre avec une paille.

Chocolat chaud à la châtaigne
(à partir de 2 ans)

- 3 carrés de chocolat
- 1 verre de lait de soja
- 1 grosse c. à s. de boisson de châtaigne en poudre

Faire fondre dans une casserole les carrés de chocolat dans un fond de lait de soja. Ensuite ajouter le reste du lait et bien mélanger. Ôter du feu et ajouter la poudre de boisson de châtaigne et bien délayer avec un fouet.

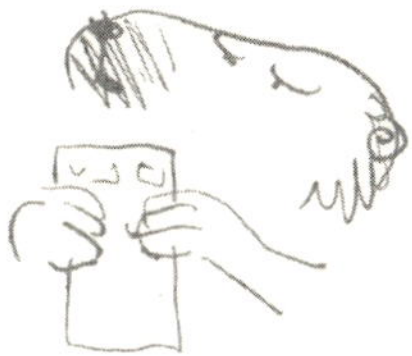

Les pique-niques pour l'entrée à l'école

Quand nos enfants ont l'âge de rentrer à l'école, on commence à se poser des questions sur leurs repas en dehors de la maison. Les crèches avec alimentation bio sont rares et encore souvent chères. Alors pourquoi ne pas concocter nous-mêmes les repas de nos enfants sous forme de pique-niques qu'ils pourront apporter en classe ? D'autant plus que, s'ils ont des allergies ou des intolérances, les menus des cantines sont souvent inadaptés. Il suffit parfois, pour rendre le pique-nique ludique et attrayant pour les petits, d'un joli Tupperware coloré, de quelques carottes coupées de manière fantaisie ou d'un petit pot de vinaigrette maison à ajouter au dernier moment (façon dînette). Ce n'est pas forcément très compliqué de demander à mettre à disposition des élèves un frigo ou une glacière afin que les pique-niques restent au frais au moment de la saison chaude.

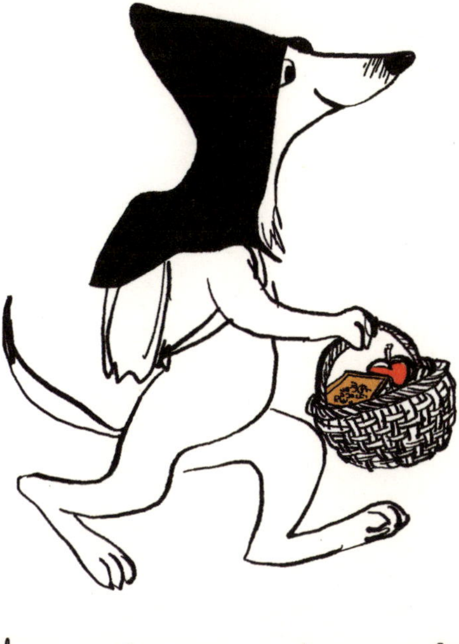

... alors pourquoi ne pas concocter nous-mêmes
les repas de nos enfants sous forme de pique-niques

Voici donc quelques idées de recettes à emporter :

Salade de quinoa
(à partir de 2 ans 1/2 et pour toute la famille)

Pour environ 6 personnes

Ingrédients :

- 250 g de quinoa
- 5 figues séchées (trempées dans l'eau quelques heures avant)
- 1 grappe de raisin
- 50 g de pignons
- ½ boîte d'olives noires (ni trop fortes ni trop salées)
- plusieurs branches de persil
- 100 g de tomates cerises
- ½ poivron vert
- ½ boîte de maïs en grains
- 2 grosses carottes
- 80 g de cheddar
- 2 c. à s. de vinaigre balsamique
- de l'huile d'olive
- 1 c. à s. de Tahin

Préparation :

- Faire cuire le quinoa et l'étaler sur une assiette afin de le refroidir.
- Éplucher les carottes et les découper en lamelles très fines à l'aide d'un épluche-légumes.
- Égoutter et rincer les grains de maïs.
- Couper les figues séchées en petits morceaux.
- Laver et égrainer les raisins.
- Laver les tomates cerises.
- Hacher finement le persil.
- Laver et découper le poivron vert en fines lamelles.
- Découper le cheddar en petits cubes.
- Enfin, mélanger le tout : carottes, olives, quinoa, maïs, figues, raisins, tomates, persil, poivron, pignons et cheddar, et mettre au frais.
- Préparer ensuite votre vinaigrette : verser 2 grosses cuillères de moutarde dans un bol et ajouter 3 ou 4 cuillères de vinaigre balsamique. Bien remuer. Ajouter ensuite 1 grosse cuillère de Tahin. Mélanger à nouveau pour obtenir une crème homogène. Ajoutez ensuite de l'huile d'olive ou de colza jusqu'à ce que la vinaigrette soit à votre goût.

Remplir un petit pot de vinaigrette afin que votre enfant le verse sur la salade juste avant de la manger.

Tartines de guacamole et de chèvre frais
(à partir de 2 ans et pour toute la famille)

Pour 2 belles tartines

- 2 tartines de pain complet
- ½ avocat
- 1 c. à c. de jus de citron
- 1 c. à c. de gomasio
- 1 c. à s. de fromage de chèvre frais
- 1 c. à c. de basilic haché
- ½ c. à c. d'algues nori en paillettes

Écraser l'avocat à l'aide d'une fourchette, ajouter le jus de citron, le gomasio, le fromage de chèvre, le basilic et l'algue et bien remuer. Tartiner les tranches de pain et de préférence les garder au frais jusqu'au moment de la consommation.

Carottes aux parfums d'Orient
(à partir de 2 ans et pour toute la famille)

Cette recette accompagne très bien la précédente.
Pour environ 6 personnes :

- 6 grosses carottes
- 10 belles dattes (trempées dans l'eau quelques heures avant)
- 100 g de feta
- un beau bouquet de menthe fraîche
- 1 jus de citron
- 3 ou 4 c. à s. d'huile d'olive

Découper les carottes en lamelles à l'aide d'un éplucheur. Dénoyauter les dattes et les couper en petits morceaux. Découper la feta en petits dés. Ciseler la menthe. Presser le jus d'un citron. Et enfin, mélanger le tout et ajouter l'huile d'olive. Là aussi je propose de remplir un petit pot de quelques cuillères d'huile d'olive et de le répandre sur la salade juste avant de la manger.

Taboulé d'été
(à partir de 2 ans 1/2 et pour toute la famille)

Pour 4 personnes :

- 200 g de semoule de blé
- 3 tomates bien fermes
- ½ concombre
- 1 oignon rouge haché
- 1 jus de citron
- 2 verres d'eau
- ½ verre d'huile d'olive
- 1 bouquet de menthe fraîche
- 1 bouquet de persil plat frais
- 1 pincée de paprika
- sel et poivre

Dans un saladier, arroser la semoule de deux verres d'eau bouillante et laisser gonfler en la recouvrant d'un couvercle. Laver les tomates et le demi-concombre et les couper en dés. Hacher très menu l'oignon rouge et le saupoudrer d'une petite pincée de paprika. Laver la menthe et le persil et les ciseler finement. Verser la semoule dans un saladier et y ajouter les oignons, les tomates, la menthe, le persil et le concombre.

Presser le citron et mélanger son jus avec l'huile d'olive. Saler et poivrer.

Verser la vinaigrette juste avant de manger ; là aussi un petit pot est le bienvenu. Garder au frais jusqu'au moment de la dégustation.

S'accompagne bien de tartines ou d'un œuf dur par exemple.

Dip au tofu et aux herbes
(à partir de 3 ans et pour toute la famille)

Pour 6 personnes :

- 300 g de tofu ferme coupé en cubes
- 2 gousses d'ail hachées
- 3 c. à c. de thym frais haché
- 3 c. à s. d'huile d'olive
- 2 c. à s. de jus de citron

Mixer tous les ingrédients pendant 5 minutes (avec un robot), jusqu'à l'obtention d'une consistance homogène. Transférer dans un bol, couvrir et mettre 1 heure au réfrigérateur. Dans un Tupperware, préparer des carottes et des concombres coupés fin dans le sens de la longueur, quelques radis (ou autres crudités) et quelques galettes de riz croustillantes (ou un petit pain rond aux céréales) que l'enfant pourra ensuite tremper dans cette crème au moment du repas.

Houmous de betterave
(à partir de 3 ans et pour toute la famille)

- 250 g de betterave cuite
- 40 ml d'huile d'olive
- ½ oignon haché
- 1 c. à s. de cumin moulu
- 200 g de pois chiches déjà cuits (en conserve)
- 1 c. à s. de Tahin
- 40 g de yaourt nature
- 1 gousse d'ail pillée
- 30 ml de jus de citron
- 75 ml de bouillon de légumes
- quelques tranches de pain aux céréales

Plonger la betterave une minute dans l'eau bouillante, l'égoutter et la laisser refroidir avant de la peler. Dans une poêle, faire chauffer une cuillerée à soupe d'huile à feu moyen et faire fondre l'oignon 2 à 3 minutes. Ajouter le cumin et poursuivre la cuisson une minute, le temps qu'il libère son arôme. Hacher la betterave puis la mettre dans le bol du mixeur avec l'oignon au cumin, les pois chiches, le Tahin, le yaourt, l'ail, le jus de citron et le bouillon. Mixer jusqu'à obtention d'une pâte lisse. Le moteur toujours en marche, verser le reste d'huile d'olive en un mince filet et continuer de mixer jusqu'à ce que le mélange soit parfaitement homogène.

À tartiner juste avant de déguster ou proposer à l'enfant d'y tremper des petits bateaux de pain.

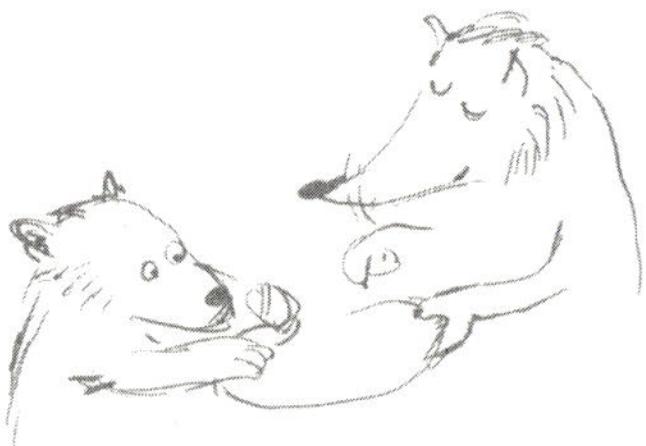

Gaspacho
(à partir de 2 ans et pour toute la famille)

Pour 6 personnes :

- ½ concombre
- 3 tomates mûres
- 3 petites « têtes » de chou-fleur cru
- 1 gousse d'ail
- 5 c. à s. d'huile d'olive
- 1 c. à s. de vinaigre de cidre
- quelques olives noires
- 3 c. à s. de basilic ciselé

Couper en cubes les tomates, le concombre et le chou-fleur. Ajouter l'ail, l'huile d'olive, le vinaigre, les olives et le basilic et mixer le tout avec un robot. Mettre au frais. À déguster au verre ou dans un Tupperware spécial boisson avec une paille. Accompagner d'une salade rapide de quinoa cuit et refroidi avec quelques cubes de fromage.

Soupe de brocoli
(à partir de 2 ans et pour toute la famille)

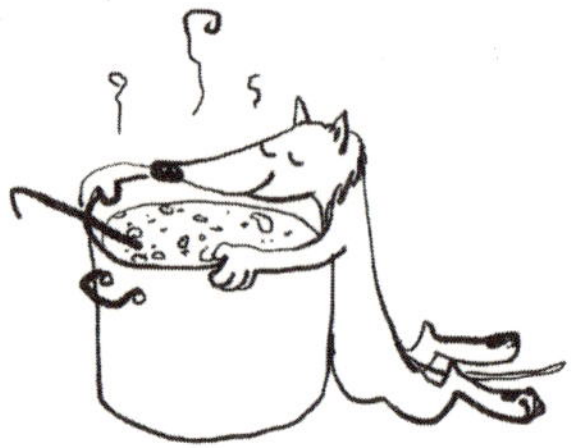

- 1 brocoli
- 1 pomme de terre
- 1 petit bouquet de basilic
- quelques c. à s. de crème fraîche
- 1 ou 2 c. à s. de tamari

Faire cuire le brocoli et la pomme de terre à la vapeur avec un demi-litre d'eau. Lorsqu'ils sont cuits (le brocoli ne doit pas devenir brun ni mou, il doit être presque encore croquant), ajouter l'eau de cuisson, le basilic haché, le tamari et la crème fraîche et mixer le tout. Laisser refroidir puis mettre au frigo plusieurs heures avant le repas.

Se déguste dans un haut verre en plastique pour les pique-niques (avec bec verseur pour les petits) qui se ferme facilement avec un couvercle. Cette soupe peut aussi très bien se déguster chaude avec quelques petits croûtons à rajouter au dernier moment. Pour l'école, l'accompagner d'une ou deux tartines de dip au tofu (recette p.132) pour que nos enfants aient leur dose de vitamines et de protéines pour la demi-journée.

Riz complet et lentilles
(à partir de 2 ans et pour toute la famille)

- un verre de lentilles vertes ou brunes (les tremper dans l'eau la veille de la cuisson)
- un verre de riz complet
- un peu d'huile de pépin de courge et d'olive
- un jus de citron pressé
- quelques olives dénoyautées
- quelques morceaux de feta ou de fromage de brebis à pâte dure
- un peu de gomasio
- un peu de levure alimentaire
- quelques feuilles de basilic ou de menthe hachées

Faire cuire le riz et les lentilles et les laisser refroidir. Ajouter tous les autres aliments et bien mélanger.

Tartines de sardines et d'avocat
(à partir de 2 ans et pour toute la famille)

- 2 belles tranches de pain au levain (petit épeautre ou autre céréale complète)
- 1 petite boîte de sardines
- ½ avocat
- quelques feuilles de basilic et de persil
- 1 ou 2 c. à c. de jus de citron

Égoutter les sardines, découper le demi-avocat en petits morceaux, hacher les herbes aromatiques et presser le jus de citron. Verser tous les ingrédients dans un saladier ou bol et mixer quelques secondes. Tartiner avec la préparation deux belles tartines ou si l'enfant est assez grand, verser un peu de la préparation dans un petit pot en verre et lui proposer de faire ses tartines lui-même à l'école.

Les déjà-prêts ou les repas minutes

Rentré fatigué après une grosse journée de travail, on n'a pas forcément ni le temps ni l'énergie de cuisiner… Ouf ! Car on trouve désormais dans le commerce bio des aliments tout-prêts et de qualité. C'est une bonne idée d'avoir sous la main quelques aliments sous vide, plats congelés et sachets de pâtes (maïs, quinoa, amarante etc.). Voici quelques idées de recettes à préparer à la dernière minute et pour toute la famille.

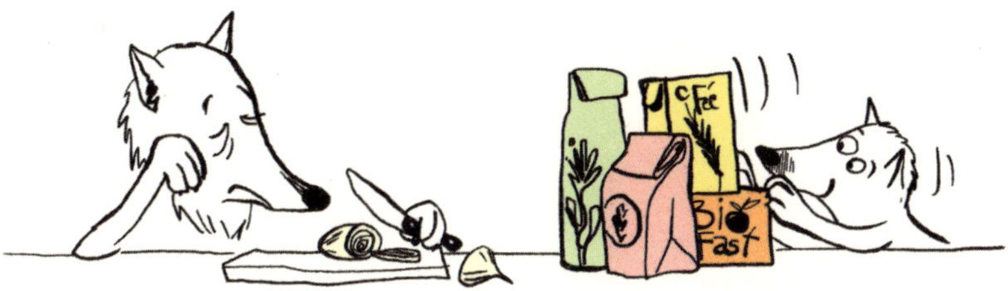

Burgers de tofu, pâtes de riz et quelques crudités
(à partir de 2 ans)

On trouve dans le commerce bio des burgers, des escalopes, des nuggets ou des dés de tofu (à base de soja), de seitan (à base de gluten qui est une protéine de blé) ou de tempeh (à base de graines de soja trempées et fermentées) qui remplacent les protéines animales et se réchauffent à la dernière minute. Faire cuire les pâtes de riz et assaisonner avec un peu d'huile de pépin de courge et de sauce tamari. Servir les burgers réchauffés à la poêle avec un peu de crudités et les pâtes de riz.

Saucisses de tempeh, quinoa et salade de cresson et laitue

(à partir de 2 ans)

Faire réchauffer les saucisses et cuire le quinoa. Servir le tout avec une petite salade de cresson et de laitue fraîche assaisonnée de vinaigre de cidre, d'huile de colza et de quelques gouttes de miel.

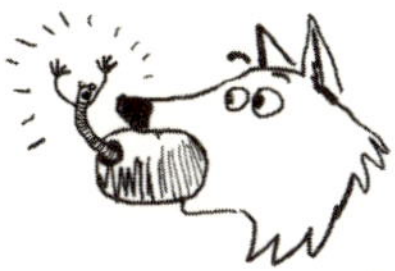

Sauce bolognaise au tofu, pâtes de maïs et poêlée de légumes
(à partir de 2 ans)

Faire cuire les pâtes de maïs et réchauffer la sauce bolognaise au tofu. Parsemer de quelques petites olives noires dénoyautées et de copeaux de parmesan et, pour un peu de verdure, ajouter un peu de légumes congelés grillés quelques minutes à la poêle.

Burgers de potiron, riz et salade de pousses d'épinard
(à partir de 2 ans)

Faire cuire le riz et réchauffer les burgers de potiron. Servir avec un peu de pousses d'épinard fraîches assaisonnées d'huile de noisette, de quelques gouttes de citron et d'un peu de gomasio.

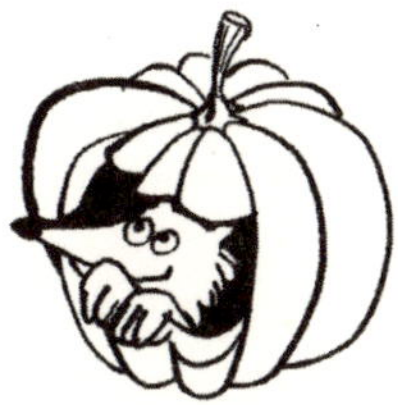

Poêlée de légumes congelés, pâtes de quinoa et sauce Tahin
(à partir de 2 ans)

Faire cuire les pâtes et griller les légumes congelés à la poêle. Assaisonner de ma sauce Tahin (voir p 84) et d'un peu de fromage de brebis râpé.

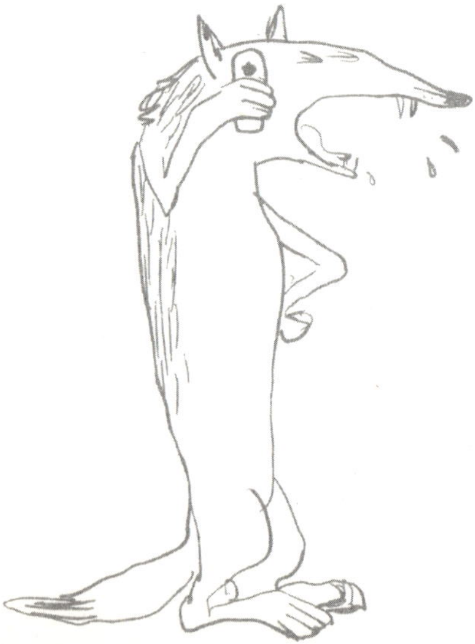

Croque tofu aux algues et potage de légumes verts
(à partir de 2 ans)

On trouve également, dans le commerce bio mais aussi en supermarchés, de bons potages de légumes bio. Les servir avec des croques de tofu aux algues ou au shitaké.

Les champignons chinois ou japonais sont riches en minéraux, oligo-éléments, vitamines du groupe B et acides aminés.

Raviolis frais, sauce tomate provençale et pousses de luzerne
(à partir de 2 ans)

Faire cuire les raviolis (de ricotta et épinards par exemple) que l'on trouve au rayon frais des magasins bio ou supermarchés et réchauffer la sauce tomate. Servir avec un peu de pousses de luzerne (appelées également alfalfa) que l'on trouve déjà germées au rayon frais de certains supermarchés. Les rincer à l'eau avant de les consommer.

Les pousses de luzerne sont très riches en protéines, jusqu'à 55 % de son poids.

Lasagne de quorn et crudités râpées
(à partir de 2 ans)

Réchauffer les lasagnes de quorn, que l'on trouve dans les supermarchés ou les magasins bio (le quorn existe également sous forme de dés, de burgers, de lasagnes, etc.), au four et les servir avec un peu de crudités fraîchement râpées.

Le quorn est de la famille des champignons et abonde en vitamines et minéraux comme le calcium et le magnésium. Son composé principal est la microprotéine.

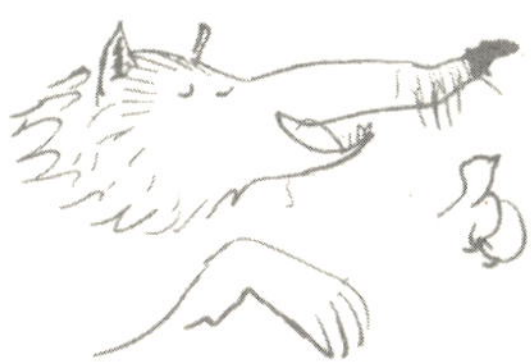

Falafels et salade de blé
(à partir de 2 ans)

Les falafels sont une spécialité à base de fèves sèches et de pois chiches. Faire réchauffer les falafels que l'on trouve là aussi au rayon frais des supermarchés ou dans les magasins bio et les servir avec de la salade de blé assaisonnée d'huile de germe de blé et d'un peu de vinaigre de cidre.

Taboulé aux légumes et tofu pané
(à partir de 2 ans)

On trouve dans le commerce des taboulés tout prêts. Faire réchauffer le tofu pané (ou si l'on a un bloc de tofu frais, découper des lamelles d'un centimètre d'épaisseur et les rouler dans un peu d'œuf battu et de gomasio avant de les faire cuire à la poêle avec de l'huile de sésame). Assaisonner le tofu d'un peu de sauce de tamari.

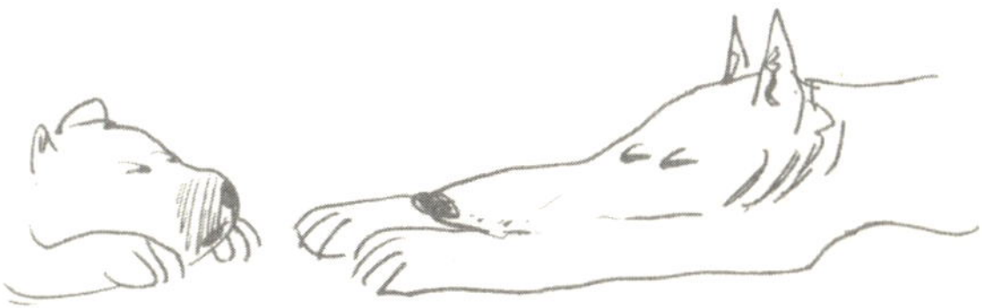

Glossaire

- **Agar-agar** : algue utilisée comme gélifiant naturel dans les crèmes, panna cotta, confiture… Je le fais fondre dans le liquide chaud, il se gélifie en refroidissant.
- **Algue nori** : une des algues les plus courantes que l'on trouve facilement en poudre ou en paillettes à saupoudrer sur les crudités et les légumes. Ne pas la faire cuire pour conserver toutes ses propriétés.
- **Amarante** : l'amarante est un des aliments les plus anciens du monde. Cette plante a de longues têtes à graines rouge vif ou vertes qui contiennent des milliers de petites graines qui contiennent une grosse quantité de protéines, plus que d'autres céréales comme le blé, le maïs ou le riz. Cette céréale se cuisine comme le quinoa.
- **Azuki** : le haricot azuki, ou haricot rouge du Japon, est une espèce de plante annuelle grimpante. Il est de la famille des légumineuses comme les lentilles.

- **Baie de goji** : originaire de Chine, elle se présente sous la forme d'une petite baie orange, allongée, de saveur légèrement sucrée. On lui accorde en Asie des vertus médicinales et elle est souvent commercialisée sous forme séchée ou sous forme de jus (généralement mélangé à d'autres jus de fruits). Relativement riche en vitamines, en minéraux et en oligo-éléments, la baie est souvent présentée comme un « superfruit ». C'est aussi une très importante source d'antioxydants. Elle est 400 fois plus riche en vitamine C que l'orange par exemple.
- **Canneberge** : la canneberge, la grande airelle rouge d'Amérique du Nord, appelée également par son nom anglophone cranberry, est reconnue pour ses qualités thérapeutiques, et en particulier ses vertus d'antioxydant. Elle se trouve séchée au rayon des fruits secs et se déguste comme telle.
- **Crème d'amandes**, de noisettes (ou autre oléagineux) : les fruits oléagineux sont simplement écrasés à froid et produisent une crème onctueuse (parfois une couche d'huile se forme au-dessus, il suffit de bien mélanger). Ces crèmes se tartinent très aisément et remplacent volontiers les produits laitiers dans

les desserts. Je les utilise aussi beaucoup dans mes porridges de céréales pour le petit déjeuner.

- **Crème de quinoa** (en poudre) : cette « crème » est en fait une farine précuite de graines de quinoa ; je l'utilise comme base de bouillie dès le sevrage ou ensuite comme farine pour mes sauces ou béchamels. On les trouve également au riz complet, à l'avoine, au millet, ou à plusieurs céréales mélangées.
- **Flocons de châtaignes** : ressemblant à des « corn flakes » bruns, ils se cuisent plus vite que les châtaignes crues et fondent dans le liquide au bout de quelques minutes de cuisson. Au bon goût chocolaté, ils se mélangent aisément dans des crèmes sucrées et des desserts. Je les utilise également dans le porridge cuit dans du lait de riz au petit déjeuner.
- **Gomasio** : condiment fait de 95 à 97 % de sésame grossièrement écrasé et de 3 à 5 % de sel de mer. Le sésame est très riche en vitamines et oligo-éléments. Je parsème de gomasio quotidiennement les crudités, salades ou légumes de ma fille.
- **Laits végétaux** : amande, noisette, avoine, riz, quinoa, châtaigne… « laits » ou plutôt « boissons » faites à base de céréales

et d'eau, ils remplacent aisément le lait de vache même chez les nourrissons à condition de les alterner afin que se complètent leurs propriétés. Je conseille fortement de les acheter bio et avec du calcium (en général à base de l'algue lithothamne).

- **Luzerne ou alfalfa** : les pousses de luzerne ou alfalfa, très riches en protéines, sont délicieuses dans les salades, crudités et sur les légumes cuits. Ma fille adore les grignoter avec les doigts en apéritif !
- **Quinoa** : le quinoa est une plante herbacée, cultivée pour ses graines riches en protéines. Il est considéré comme une pseudo-céréale, puisqu'il n'appartient pas à la famille des graminées, mais à celle de la betterave et des épinards. Il ne contient pas de gluten. Il était considéré chez les Incas comme la base de leur alimentation et nommé en quechua « la mère de tous les grains ». Il accompagne très bien les légumes et se cuisine comme du riz. Je conseille de le laver avant de le cuire afin que disparaisse son amertume (due à la saponine qui enrobe ses grains).

- **Quorn** : le quorn est issu de la famille des champignons et abonde en vitamines et minéraux comme le calcium et le magnésium. Son composé principal est la microprotéine. Comme le tofu, tempeh ou seitan, il remplace le poisson, la viande ou les œufs dans un repas.
- **Sarrasin** : malgré son appellation courante de « blé noir », le sarrasin n'est pas une graminée, donc n'est pas une variété de blé (dépourvu de gluten), mais il contient vraisemblablement d'autres substances « collantes » (je l'utilise donc pour faire mes crêpes ou du pain). Il est souvent utilisé dans la confection de produits destinés aux personnes intolérantes au gluten.
- **Seitan** : le seitan est un aliment fabriqué à base de protéines de blé (gluten). C'est un aliment riche en protéines (30 %), ne contenant quasiment pas de graisse et sans cholestérol ni purine. Il se trouve nature ou cuisiné sous différentes formes (burgers, galettes…).
- **Shitaké** : champignons chinois ou japonais riches en minéraux, oligo-éléments, vitamines du groupe B et acides aminés. Il se consomme en général cuit ; on le trouve facilement sec dans

les magasins asiatiques, il faut alors le réhydrater dans l'eau. Je le cuisine généralement avec des légumes ou avec du tofu.

- **Sirop d'agave** : sucrant naturel extrait de la sève d'un cactus originaire du Mexique, le sirop d'agave a la couleur du miel. Il a un haut pouvoir sucrant, un index glycémique bas et un goût neutre qui facilite son utilisation dans les desserts, fruits, laits, boissons, etc.
- **Tahin** : les graines de sésame sont écrasées à froid et forment une crème facilement utilisable en assaisonnement dans les légumes ou dans les sauces salées. Je l'utilise surtout comme base pour un « dip » dans lequel je trempe les crudités (radis, concombre, carotte, navet…).
- **Tempeh** : le tempeh est fait à base de graines de soja trempées et fermentées. Il a un goût qui évoque les arômes de champignon, de noix et de levure. Il est riche en protéines d'origine végétale et pauvre en lipides. Il remplace lui aussi très bien le poisson, la viande ou les œufs.
- **Tofu** : le tofu est un produit fait à partir des haricots de soja. Il remplace aisément le poisson, la viande ou les œufs pour

son apport en protéines. Il se trouve sous forme de « bloc » nature, à cuisiner, et a la texture d'un fromage frais. Il se trouve également cuisiné sous différentes formes (burgers, galettes, en pâté, crème…).

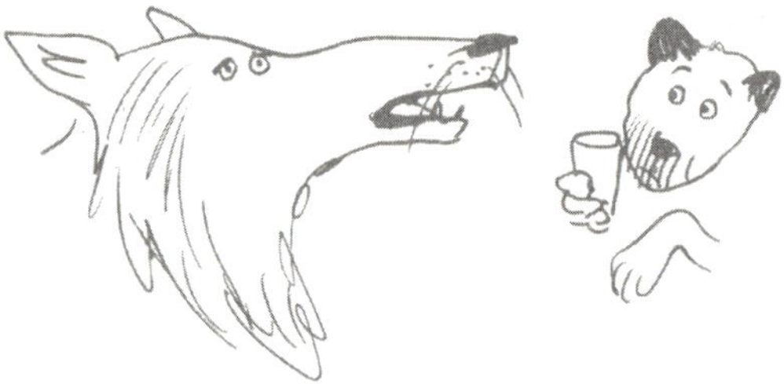

Bibliographie et sites web

- Chantal et Lionel Clergeaud, L'alimentation naturelle du nourrisson, de 0 à 2 ans, Éd. Les 3 spirales, 2004.
- Chantal et Lionel Clergeaud, Comment nourrir naturellement son enfant de 0 à 10 ans, Éd. Les 3 spirales, 2001.
- Ralf Moll et Ute Schain-Emmerich, Mon bébé bio, l'alimentation naturelle de la maman et du bébé, Éd. Terre Vivante, 1999.
- Docteur Le Goff, Nourrir la vie : encyclopédie de l'alimentation biologique et de l'équilibre nutritionnel, Jean Rene Fleming, 1997.

- Vitamines et minéraux
  http://www.vitamines-mineraux.com
- les légumineuses
  http://www.valerievidal.fr/Ces_oubliees_les_legumineuses.pdf
- sur les bienfaits du sésame
  http://www.bio-logique.info/alimentation/fiches/sesame.htm
- consommation bio, vaccin, hygiène de vie :
  http://www.terredefemme.com

- algues, alimentation bio :
  http://www.bio-logique.info/alimentation/fiches/algues.htm
- levures alimentaires :
  http://www.naturosante.com
- produits à base de céréales bio, en particulier les farines précuites ou crèmes pour bouillies (de la marque Celnat) :
  http://www.celnat.fr
- les découvertes bio-écolo d'une jeune maman à Montréal :
  http://mamanecolo.blogspot.com
- article canadien sur les dangers du bisphénol A :
  http://www.toxicnation.ca/files/toxicnation/report/TN_Guide_to_Toxic_Baby_Bottles_Jan-08_FR.pdf
- forum sur l'alimentation bio pour bébé :
  http://www.chacunsonbio.fr/forum/forum-maman-au-naturel-bebe-bio/alimentation-bio-pour-bebe-allaitement-biberon-aliments
- le lait de vache :
  http://www.ateliersante.ch/lait.htm et http://pagesperso-orange.fr/jean-paul.barriere/dossiers/lelaitde.htm
- l'usage du micro-ondes et ses dangers :
  http://www.onnouscachetout.com/themes/alimentation/micro-onde.php
- site internet du docteur Wetchoko
  www.sixbien.be

Louvothèque

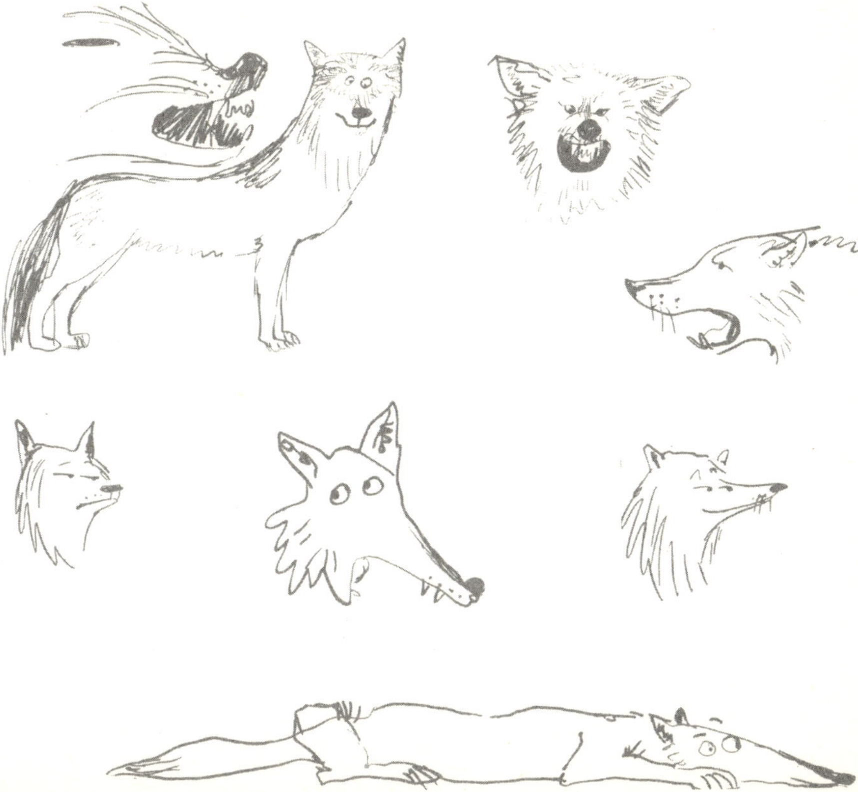

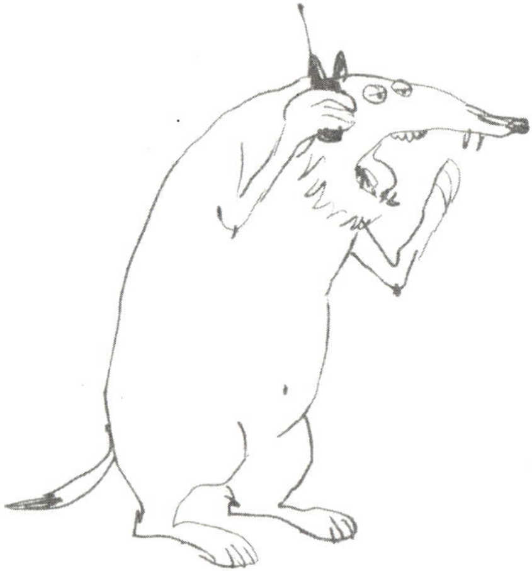

Table des matières

Table des matières

Table des matières

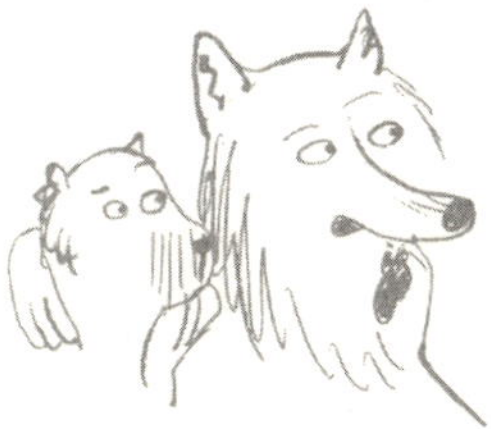

FSC
Mixed Sources
Product group from well-managed forests and other controlled sources

Cert no. CU-COC-809718-C
www.fsc.org

Dans un souci de développement durable :
– Ce livre a été imprimé sur un papier Munken Print certifié FSC. Cette labelisation garantit que le papier est issu de forêts gérées durablement : coupe de bois permettant le respect de la biodiversité, culture d'essences adaptées aux milieux, respect des droits des populations locales et des travailleurs forestiers...
– Les encres utilisées pour l'impression sont des encres végétales.
– L'ensemble des déchets produits lors de la production de ce livre sont recyclés ou éliminés de façon conforme à la réglementation en cours en Belgique.

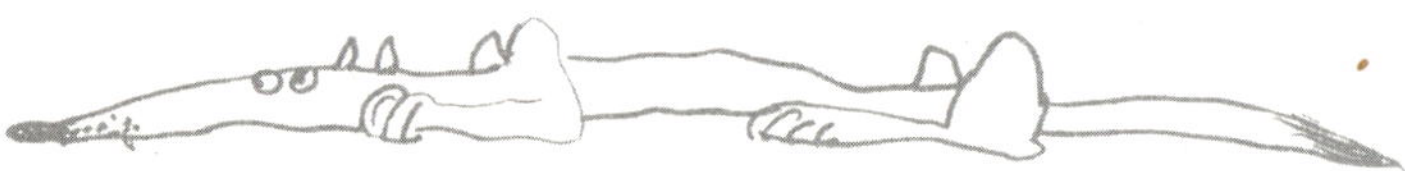

Achevé d'imprimer sur les presses de l'imprimerie
Les Éditions Européennes à Bruxelles
en novembre 2009.
ISBN 978-2-930543-07-9
D/2009/10444/7